Geethu R. M.
Anilkumar S.

Estabilidade da cor da resina acrílica de base de prótese e do material de revestimento macio

Geethu R. M.
Anilkumar S.

Estabilidade da cor da resina acrílica de base de prótese e do material de revestimento macio

ScienciaScripts

Imprint

Cover image: www.ingimage.com

This book is a translation from the original published under ISBN 978-3-659-84999-2.

Publisher:
Sciencia Scripts
is a trademark of
Dodo Books Indian Ocean Ltd. and OmniScriptum S.R.L publishing group

120 High Road, East Finchley, London, N2 9ED, United Kingdom
Str. Armeneasca 28/1, office 1, Chisinau MD-2012, Republic of Moldova, Europe
Printed at: see last page
ISBN: 978-620-8-31772-0

ÍNDICE DE CONTEÚDOS

RECONHECIMENTO

"Obrigado" são duas pequenas palavras que, provavelmente, nunca transmitiriam completamente o sentimento de gratidão e consideração.

Desde já, curvo-me com humildade perante o Todo-Poderoso por me ter segurado na mão e me ter guiado. Sem a sua graça divina, este projeto não teria sido possível.

As palavras são inadequadas para expressar o meu profundo sentimento de gratidão e os meus sinceros agradecimentos ao meu Guia e Mentor, **Dr. S. Anilkumar,** Professor e Diretor do Departamento de Dentisteria Protética da Faculdade de Medicina Dentária do Governo de Kottayam, pela sua inspiração, avaliações críticas, ajuda atempada, apoio e orientação valiosa. É de facto um privilégio estar sob a sua tutela e preparar esta dissertação sob a sua orientação competente. Sem a sua orientação paciente e os seus pormenores minuciosos, este estudo não teria assumido a sua forma atual. Senhor, os meus sinceros agradecimentos, com um profundo sentido de gratidão, pelo seu amável apoio e pela ajuda atempada prestada ao longo do estudo.

É com imenso orgulho e prazer que apresento os meus agradecimentos especiais ao **Dr. K. George Varghese**, Diretor do Government Dental College, Kottayam, por me ter dado a oportunidade de realizar esta dissertação.

Aproveito esta oportunidade para expressar a minha gratidão ao **Dr. Induraj**, ao **Dr. Rajesh. C, à Dra. Sandhya Gopalakrishnan** e à **Dra. Sandhya M. Raghavan,** professores assistentes do Departamento de Dentisteria Protética, pela sua orientação e conselhos amigáveis.

Gostaria de expressar os meus sinceros e sentidos agradecimentos à **Sra. Sheethu**, do Instituto Nacional de Ciência e Tecnologia Interdisciplinares (NIIST), Trivandrum, Kerala, pela sua ajuda na análise das amostras.

Os meus sinceros agradecimentos ao **Dr. Vivek Narayan**, Departamento de Odontologia Comunitária, Faculdade de Odontologia do Governo, Kottayam, e ao **Dr. Devraj,** Departamento de Medicina Comunitária, Faculdade de Medicina do Governo, Trivandrum, por me terem ajudado na análise estatística.

Expresso a minha sincera gratidão a todos os meus colegas seniores e juniores de pós-graduação, **Dr. J. Vengatesh Kumar, Dr. Renjini P.S, Dr. Shashank Uniyal, Dr. Vidhya Parmeswaran, Dr. Anish Varkey John, Dr. Nishanth. M, Dr. Faiz Ansari, Dr. Lakshmi. R** e um agradecimento especial ao meu Co-PG,

Dr. Adhershitha A. R, pela sua ajuda atempada e pelo seu valioso apoio durante o curso do meu estudo.

Seria injusto se eu não desse o devido crédito ao **Dr. Marut Patel**, o meu júnior, que me ajudou a recolher os artigos para o estudo.

Aproveito esta oportunidade para agradecer aos meus amigos **Dr. Anju. P**, do Departamento de Periodontia, e **à Sra. Angela**, que nunca se recusaram a prestar ajuda de qualquer forma possível.

A minha palavra especial de agradecimento a todo o pessoal não docente do Departamento de Prótese Dentária, por toda a sua ajuda e cooperação.

Os meus sinceros agradecimentos ao **Sr. Jomon,** DTP de St Mary, pela sua excelente cooperação e ajuda na preparação desta dissertação.

Aproveitando esta oportunidade, exprimo uma imensa gratidão e uma profunda dívida para com o meu pai, a minha mãe, a minha irmã e o meu cunhado, pelos seus inúmeros sacrifícios, bênçãos, apoio constante, segurança e encorajamento, que fizeram de mim o que sou hoje.

Por último, os meus sinceros agradecimentos a todos aqueles que me ajudaram direta ou indiretamente ao longo deste estudo.

Obrigado a todos e a cada um.

Assinatura do candidato

Dr. Geethu R.M.

Data:

Local: Kottayam

LISTA DE ABREVIATURAS UTILIZADAS

ADA	:	American dental association
BP	:	Bard Parker
CIE	:	Commission Internationale de L'Eclairage
^{0}C	:	Degree Celsius
^{0}F	:	Degree Fahrenheit
df	:	Degree of freedom
Fig.	:	Figure
gm	:	Gram
h	:	Hour
kp	:	Kilopascal
ml	:	Milliliter
mm	:	Millimetre
min	:	Minute
N	:	Number of samples in each group
PMMA	:	Poly methyl methacrylate
P	:	Probability value
Sl. No.	:	Serial Number
SD	:	Standard Deviation
SPSS	:	Statistical Package for Social Sciences

RESUMO

Antecedentes e objectivos

Um polímero de base de prótese ideal deve ter uma boa estética com uma superfície lisa e vítrea e deve corresponder ao aspeto natural dos tecidos moles. Para obter os melhores resultados estéticos, o material deve não só manter a cor e a translucidez durante o processamento, mas também permanecer sem manchas durante a utilização clínica. As bases de prótese permanecem em contacto com vários materiais alimentares e bebidas na cavidade oral. Com a presença contínua de microflora, saliva e ingestão frequente de alimentos coloridos (cromatogéneos), a estabilidade da cor de qualquer material estético pode ficar comprometida. Assim, o presente estudo foi efectuado para avaliar a influência das soluções de chá, café e curcuma na estabilidade da cor de resinas acrílicas para bases de próteses dentárias disponíveis no mercado, curadas pelo calor e autopolimerizáveis, e de um material de revestimento macio

Métodos

Foram preparadas vinte e quatro amostras rectangulares de 20mm×15mm×2mm para cada tipo de material de teste. As amostras foram divididas em 4 grupos de 6 amostras cada, imersas em diferentes soluções de coloração e armazenadas numa incubadora a 37^0 c durante 30 dias. As medições colorimétricas foram efectuadas nos dias 1st, 7th e 30th utilizando o espetrofotómetro UV-VIS-NIR fornecido pelo National Institute for Interdisciplinary Science and Technology (NIIST), Trivandrum, Kerala. As diferenças de cor entre as amostras imersas em saliva artificial e as soluções de coloração foram avaliadas ao longo do tempo e registadas com base no sistema CIE Lab. Os dados foram analisados estatisticamente com ANOVA seguido do teste Tukey HSD para determinar quais os grupos que diferiam entre si. As comparações entre os intervalos de tempo foram efectuadas utilizando o teste t emparelhado.

Resultados

Todos os materiais testados apresentaram alterações de cor estatisticamente significativas nas três soluções. Para o grupo acrílico de cura por calor, as alterações de cor significativas foram causadas pela solução de chá e café após o Dia 7 e o Dia 30 ($P<0,001*$) e pela solução de curcuma nos três intervalos de tempo. Para o grupo acrílico de autopolimerização, foram observadas alterações de cor significativas na solução de cúrcuma e café após o 7º e o 30º dia e na solução de chá após o 1º dia ($P<0,001*$). Para o Molloplast- B, foram observadas alterações de cor significativas na solução de chá após o 7º dia ($P<0,001*$) e nos grupos do café e da curcuma nos três intervalos de tempo.

Interpretação e conclusão

Dentro das limitações deste estudo, concluiu-se que ocorreram mudanças significativas de cor nos três materiais ao longo do tempo. A coloração torna-se mais intensa com o tempo, exceto no caso do acrílico autopolimerizável do chá e do acrílico termopolimerizável do café. Todas as alterações de cor médias foram clinicamente aceitáveis, exceto no caso do acrílico termopolimerizável do chá, após 30 dias.

Palavras chave: Resina acrílica para base de prótese; revestimento macio; estabilidade de cor; sistema de cor CIE Lab; clinicamente aceitável

1. INTRODUÇÃO

Restaurar um sorriso agradável em pacientes total ou parcialmente desdentados é muitas vezes muito difícil[1]. A substituição do dente perdido por substitutos artificiais, como as próteses, é a melhor solução para este problema. Os polímeros de base de prótese têm sido utilizados com sucesso durante muitos anos no fabrico de próteses completas ou parciais[2]. Alguns dos principais requisitos de um material de base de prótese incluem uma estética aceitável, propriedades físicas e mecânicas adequadas e estabilidade aquando da exposição ao ambiente oral.

A resina de polimetacrilato de metilo (PMMA), introduzida pela primeira vez pelo Dr. Walter Wright em 1937, tem sido utilizada com sucesso desde o início para o fabrico de próteses devido às suas várias vantagens, como a facilidade de manipulação, o baixo custo, as propriedades físicas e mecânicas adequadas, a biocompatibilidade e o aspeto satisfatório[3]. Além disso, a facilidade de combinação de cores torna-o o material de eleição para aplicação universal em próteses dentárias[4]. No entanto, este material tem algumas fraquezas inerentes, como força reduzida, baixa resistência à fratura, falta de elasticidade, fraca resistência à abrasão, porosidade e baixa estabilidade de cor.[3]

Com base no método de ativação, o material PMMA pode ser classificado como ativado por calor e ativado quimicamente. As resinas quimicamente activadas são amplamente utilizadas para reduzir o tempo de processamento e proporcionar uma entrega rápida[2]. Nestas resinas foram adicionados activadores químicos, como aminas terciárias, para induzir a polimerização à temperatura ambiente. Embora tenham uma maior precisão dimensional, a presença de uma maior quantidade de monómero residual não só reduz a sua resistência transversal como também provoca irritação dos tecidos[5]. Sabe-se que as resinas PMMA de base de prótese em geral sofrem alterações de cor ao longo do tempo, entre as quais as resinas autopolimerizáveis são menos estáveis em termos de cor do que os materiais polimerizados pelo calor.

Os revestimentos de prótese macios têm sido amplamente utilizados há mais de um século em medicina dentária para proporcionar conforto aos utilizadores de próteses que não toleram uma base de prótese convencional[6]. Actuam como uma almofada entre a base dura da prótese e os tecidos, facilitando uma distribuição uniforme da carga funcional na mucosa de suporte da prótese. Isto evita a concentração de tensão local, resultando na redução do trauma na mucosa oral[7]. A utilização clínica de materiais de revestimento de próteses macios ou resilientes foi relatada pela primeira vez em 1943. Os materiais de revestimento de próteses são classificados, em termos gerais, com base na sua capacidade de utilização como provisórios ou permanentes; com base no material como borracha de silicone ou resina acrílica e com base na polimerização como quimicamente ou termicamente polimerizada.[8]

O revestimento resiliente ideal deve apresentar caraterísticas como resiliência permanente durante um período de tempo alargado, capacidade de formar uma ligação forte com o acrílico ou outros materiais rígidos de base para próteses, estabilidade dimensional, resistência adequada ao rasgamento e permanência, incluindo estabilidade da cor, prazo de validade e ausência de absorção indesejada de sabores, odores ou crescimento bacteriano[9]. Apesar de estes materiais terem propriedades iniciais favoráveis, têm certas deficiências, como a alteração da cor, a resiliência a longo prazo, a resistência à abrasão, a falha de ligação, a contaminação por Candida albicans, o odor e a porosidade devido à perda de etanol, a absorção de água e a perda de plastificante[10] . Existem provas de que os materiais de revestimento de próteses sofrem alterações de cor através da utilização de produtos de limpeza de próteses e da ingestão de fluidos e alimentos[11] . Verificou-se que os revestimentos macios de silicone eram mais estáveis em termos de rugosidade da superfície e estabilidade da cor do que os revestimentos macios de acrílico .[12]

A cor é uma das propriedades mais desejáveis de um material de restauração estética, a manutenção da cor correspondente durante todo o período de utilização pode determinar o sucesso ou insucesso do material[13] . A estabilidade da cor é definida como a propriedade do material de manter a sua cor durante um período de tempo, num ambiente específico[1] . A estabilidade da cor é um requisito essencial dos polímeros de base de prótese, quer se trate de acrílico duro ou de revestimento de prótese mole, tal como especificado por várias normas nacionais e internacionais, e as alterações de cor são indicadores de envelhecimento ou danificação dos materiais .[14]

A cavidade oral é um ambiente dinâmico. Com a presença contínua de microflora, saliva e ingestão frequente de alimentos coloridos (cromatogéneos), a estabilidade da cor de um material de base de prótese pode ficar comprometida[13] . A maioria dos materiais utilizados no tratamento protético está sujeita a sorção, um processo de absorção e adsorção de líquidos, dependendo das condições ambientais. As alterações nas propriedades ópticas de um material polimérico após uma utilização a longo prazo podem ser causadas por factores intrínsecos e extrínsecos[15] . Os factores intrínsecos envolvem a própria descoloração da resina e alterações da matriz, enquanto os factores extrínsecos incluem alterações térmicas, acumulação de manchas, corantes artificiais utilizados nos alimentos, procedimentos de limpeza e manuseamento pelo doente .[16]

As alterações de cor dos materiais dentários podem ser quantificadas visualmente ou por determinação instrumental. As medições instrumentais permitem leituras que são objectivas, podem ser quantificadas e são obtidas mais rapidamente, eliminando assim a interpretação subjectiva das comparações visuais de cor[17] . Na avaliação das diferenças cromáticas, são geralmente utilizados dois sistemas de cores: o Sistema de Cores Munsell e a Comissão Internacional de Iluminação (CIE L*a*b*). A American Dental Association (ADA) recomenda a utilização do sistema CIE L*a*b*, que foi desenvolvido em 1978. O espaço de cor CIE L*a*b* (CIELAB) é um sistema tridimensional uniforme de ordenação de cores, no qual todas as cores na natureza são obtidas através da mistura de três cores básicas, nomeadamente o vermelho, o azul e o verde, em determinadas proporções. A magnitude da diferença total de cor, ΔE*, é a distância algébrica entre dois pontos no espaço de cor[13] . Δ E* é calculado a partir das médias utilizando a seguinte fórmula $\Delta E = (\Delta L^2 + \Delta a^2 + \Delta b)^{2½}$; em que

- ΔE = Alterações de cor relativas observadas nos materiais após o tratamento ou entre períodos de tempo.
- ΔL = Grau de luminosidade, análogo ao Valor do sistema Munsell.
- Δa = Grau de vermelhidão ou de esverdeamento
- Δb = Grau de amarelecimento ou azulamento.

A magnitude da diferença de cor baseia-se na perceção humana da cor[2] . O olho humano é muito hábil na deteção de pequenas diferenças de cor entre dentes naturais e protéticos. Embora a análise instrumental da cor, associada a técnicas de fabrico avançadas, forneça uma forma potencialmente útil de minimizar a ocorrência destas diferenças, é importante estabelecer padrões para as diferenças máximas de cor que são aceitáveis para os pacientes dentários. Estudos anteriores sugeriram diferentes níveis de aceitabilidade e percetibilidade para as diferenças de cor nos materiais dentários. Investigações anteriores concluíram que as diferenças de cor superiores a 1 unidade ΔE são visualmente perceptíveis por 50% dos observadores humanos e que um valor ΔE superior a 2 é detetável por 100% dos observadores humanos[18] . Estudos efectuados por Um e Ruyter concluíram que valores de ΔE até 3,3 e estudos efectuados por Guler[19] sugeriram que valores de ΔE inferiores a 3,7 são clinicamente aceitáveis. Johnston e Kao[20] avaliaram a correspondência da aparência através da observação visual e da colorimetria clínica e afirmaram que a diferença média de cor entre dentes comparados classificados como "compatíveis" no ambiente oral era de 3,7 (ΔE).

Estudos provaram que bebidas como o chá, o café, o vinho e alguns corantes artificiais utilizados nos alimentos aumentam rapidamente a descoloração dos polímeros de base de prótese e dos revestimentos de prótese moles. As quantidades elevadas de compostos flavonóides e metil xantina presentes nas folhas de chá e a cafeína e o ácido cafeico presentes no café são responsáveis pela descoloração dos materiais poliméricos .[20]

As alterações de cor no ambiente oral têm de ser investigadas mais aprofundadamente, de modo a prever quais os materiais que proporcionarão o melhor serviço clínico numa utilização a longo prazo. O presente estudo foi efectuado para determinar o efeito das soluções de chá, café e curcuma na estabilidade da cor da resina polimerizada a quente, da resina polimerizada quimicamente e do material de silicone para próteses moles. Neste caso, foi utilizada saliva artificial para simular as condições intra-orais.

2. OBJECTIVOS

Os objectivos do estudo foram:

1. Determinar o efeito do tipo de material na estabilidade da cor das resinas acrílicas da base da prótese e do material de revestimento macio.

2. Determinar o efeito do tempo na estabilidade da cor.

3. Determinar o corante que mais afectava a estabilidade da cor das resinas acrílicas da base da prótese e do material de revestimento macio.

3. REVISÃO DA LITERATURA

Desde meados da década de 1940, mais de 95% das bases de dentaduras foram construídas com polímeros ou copolímeros de metacrilato de metilo. Embora as propriedades das resinas acrílicas para bases de dentaduras não sejam ideais em todos os aspectos, a combinação de propriedades e não uma única propriedade explica a sua popularidade e utilização universal. Embora a resina acrílica seja incolor no seu estado puro, pode ser facilmente pigmentada e caracterizada pela adição de cargas inorgânicas, o que torna possível produzir próteses removíveis praticamente indetectáveis. As resinas acrílicas são classificadas com base no método de polimerização em activadas pelo calor e quimicamente. Os revestimentos de prótese moles são utilizados em doentes que não toleram uma base de prótese dura convencional. Estes revestimentos macios ajudam a proporcionar uma distribuição uniforme das cargas funcionais na área de suporte da prótese, evitando concentrações de tensão locais. A estabilidade da cor a longo prazo é um comportamento clínico importante para a resina de revestimento, uma vez que a sua cor e aspeto devem ser semelhantes aos materiais da base da prótese .[22]

As resinas de base de dentadura curadas por diferentes técnicas, como micro-ondas, fotopolimerização visível, autopolimerização, fotopolimerização a quente e materiais de reparação de dentaduras, foram estudadas quanto a alterações de cor, submetendo-as a um envelhecimento acelerado, tendo-se verificado que os materiais de base de dentadura activados por luz visível foram os menos afectados pelo envelhecimento acelerado, enquanto a resina acrílica de cura rápida a quente foi considerada a menos estável em termos de cor .[23]

A descoloração dos polímeros de base de dentadura pode ser causada por factores intrínsecos e extrínsecos. Os factores intrínsecos envolvem a descoloração da resina propriamente dita ou alterações da matriz devido à oxidação do acelerador de amina, à exposição a várias fontes de energia e à imersão em água durante períodos mais longos. Os factores extrínsecos incluem.

- Alterações térmicas
- Acumulação de manchas
- Corantes artificiais utilizados nos alimentos
- Procedimentos de limpeza
- Manuseamento pelo doente

Atualmente, as próteses e restaurações são feitas de modo a corresponderem exatamente às estruturas orais circundantes. O sucesso ou fracasso do material depende da manutenção da cor correspondente durante todo o período de utilização. Os seres humanos consomem alimentos que têm uma elevada quantidade de corantes alimentares, especialmente alimentos indianos que são conhecidos por terem ingredientes com uma elevada capacidade de coloração. Além disso, verificou-se que a utilização de vários auxiliares de higiene oral e de enxaguantes orais com clorexidina provoca a descoloração castanha-amarelada dos dentes, bem como de materiais de restauração como resinas de prótese, resinas de restauração e porcelana[13] . A pigmentação da resina é afetada tanto pela concentração como pelo período de exposição dos agentes de coloração.

Vários factores responsáveis pelas alterações de cor visivelmente detectáveis dos materiais dentários incluem:

1. Absorção de água
2. Acabamento da superfície
3. Tipo de corante alimentar

1. ABSORÇÃO DE ÁGUA

- Estudos demonstraram que os materiais hidrofílicos têm um maior grau de sorção de água, o que leva a um valor de descoloração mais elevado com soluções corantes do que os materiais hidrofóbicos .[24]

- Verificou-se que os materiais de resina que utilizam dimetacrilato de uretano apresentaram uma maior estabilidade da cor, uma vez que a matriz de dimetacrilato de uretano apresenta uma viscosidade mais baixa e uma menor absorção de água .[25]

- Estudos comprovaram que as resinas compostas podem absorver água a uma taxa mais elevada devido ao elevado coeficiente de difusão em comparação com as resinas à base de metacrilato de metilo e, por conseguinte, mancham mais .[26]

- As resinas bis-acrílicas são mais polares e, por conseguinte, têm uma elevada afinidade em relação à água e a outros líquidos polares, pelo que apresentam uma menor estabilidade da cor em comparação com o poli(metacrilato de metilo) (PMMA) .[27]

- Entre as resinas de base de dentadura, as resinas curadas com luz visível têm uma sorção de água 3,6 vezes maior do que as resinas de base de dentadura convencionais, o que contribui para a sua fraca estabilidade de cor .[28]

- Verificou-se também que a coloração dos ionómeros de vidro modificados com resina é superior à dos ionómeros de vidro convencionais devido à rápida absorção de água pelo 2-hidroxietilmetacrilato (HEMA) .[24]

2. ACABAMENTO DA SUPERFÍCIE

Os materiais protéticos e restauradores com superfícies rugosas tendem a acumular mais placa bacteriana e a absorver mais água e corantes alimentares, enquanto as restaurações com acabamento liso apresentam uma melhor estabilidade da cor. A rugosidade da superfície das resinas deve-se a partículas de carga inorgânicas dispostas irregularmente, o que provoca manchas por adsorção mecânica.

- Foi proposto que os materiais de restauração provisórios polimerizados por luz têm maior rugosidade devido às partículas de carga maiores e aos buracos, resultando em mais manchas, enquanto os materiais curados pelo calor apresentam menos vazios e são mais estáveis em termos de cor .[29]

3. TIPO DE CORANTE ALIMENTAR

É sabido que as bebidas como o chá, o café, o vinho e alguns corantes artificiais utilizados nos alimentos aumentam rapidamente a descoloração dos polímeros de base de prótese e dos revestimentos de prótese moles.

- Foi demonstrado que os corantes com pH baixo, como a cola (pH 2,7), afectam a integridade da superfície de materiais como as resinas através do amolecimento da matriz, causando a perda de iões estruturais como o cálcio, o alumínio, o silicone, etc., da fase vítrea .[24]

- Estudos anteriores mostraram que a adição de açúcar e leite em pó no chá e no café resulta em alterações significativas da cor .[29]

- Os flavonóides e os compostos de metilxantina presentes nas folhas de chá e a cafeína e o ácido cafeico presentes no café são responsáveis pela descoloração castanha-amarelada dos polímeros de base de dentadura. A absorção e penetração dos corantes na fase orgânica dos materiais à base de resina deve-se provavelmente à compatibilidade da fase polimérica com os corantes amarelos do café e do chá .[25]

- Foi proposto que os factores dietéticos que contêm taninos têm um elevado potencial cromatogénico, particularmente quando utilizados com clorexidina. As proteínas desnaturadas e o ferro da dieta contêm grupos tiol que fornecem enxofre e acabam por formar sulfureto de ferro, que é responsável pela coloração .[25]

A estabilidade da cor de um material pode ser avaliada quer por avaliação visual quer por métodos instrumentais. A avaliação da cor implica submeter os espécimes a um corante e avaliar a alteração da cor ao longo de um período de tempo[19] . A avaliação visual pode ser efectuada de duas formas. Num método, um observador avalia as alterações de cor do espécime contra um fundo branco e as alterações de cor são quantificadas como ligeiras, moderadas ou graves. Também pode ser efectuada tirando fotografias dos espécimes e quantificando depois a mudança de cor. A avaliação instrumental elimina a variabilidade dos resultados da avaliação visual e utiliza largamente espectrofotómetros e colorímetros.

Para obter um melhor conhecimento a este respeito, o estudo foi revisto de forma exaustiva do seguinte modo

RESINAS ACRÍLICAS

- S. V. Singh e Priyanki Aggarwal[4] efectuaram um estudo in vitro para avaliar o efeito das soluções de chá, café e curcuma na cor de 4 marcas diferentes de materiais de base de dentadura de resina acrílica termopolimerizável (Ashvin, Lucitone-199, DPI e Travelon-HI) habitualmente utilizados na Índia. Foram preparados espécimes cuboidais de 20 mm * 20 mm * 3 mm (N=20). As soluções de coloração (chá, café e curcuma) foram divididas em 4 partes contendo 5 espécimes cada. As amostras foram armazenadas em agentes de coloração e mantidas numa incubadora a uma temperatura de 37 ± 1^0 C durante 30 dias. As medições de cor foram efectuadas aos 0, 10, 20 e 30 dias de imersão. A alteração média da cor foi calculada e expressa em C.I.E. L* a* b* escala de cor uniforme. Verificaram que todas as marcas de resina acrílica de base de dentadura termopolimerizável testadas apresentaram alterações de cor estatisticamente significativas em soluções de chá, café e curcuma, das quais a Ashbin apresentou a maior variação de cor na curcuma, seguida da DPI, Travel on-HI e Lucitone-199, enquanto a Lucitone-199 apresentou a maior variação de cor no chá e no café, seguida da DPI, Travelon-HI e Ashvin. Entre as soluções testadas, a curcuma apresentou o efeito de coloração mais elevado, seguida do chá e, mais tarde, do café, e a coloração torna-se mais intensa com o tempo.

- Foi efectuado um estudo in vitro para avaliar o efeito de diferentes corantes alimentares na estabilidade da cor de 5 resinas acrílicas de base de dentadura disponíveis no mercado. Concluíram que o Lucitone QC-20 apresentava uma coloração visível em conformidade com o sistema de unidades NBS. Como a frequência de ingestão e contacto dos corantes alimentares eritrosina, tartrazina e amarelo-sol com as próteses foi limitada a apenas alguns minutos por dia, é improvável que os corantes possam manchar superfícies de resina acrílica limpas .[15]

- Pervin Imirzalioglu, Ozgul Karacaer[2] efectuaram um estudo in vitro para investigar o efeito de quatro soluções [saliva, saliva+chá, saliva+café, saliva+nicotina] na cor de diferentes resinas acrílicas para base de prótese (polimerizadas a quente, moldadas por injeção, autopolimerizadas) e de um revestimento de prótese macio. Foram preparados 20 espécimes em forma de disco de cada tipo de material de teste, com 2,5 mm de diâmetro e 2 mm de espessura. Os espécimes foram divididos em quatro subgrupos de cinco espécimes cada. Os espécimes foram armazenados em cada solução a 37^0 C num ambiente escuro. As medições colorimétricas foram efectuadas no 1º, 7º e 30º dia utilizando um colorímetro tristumulus. As diferenças de cor entre os espécimes imersos em saliva (grupo de controlo) e as soluções de coloração foram avaliadas ao longo do tempo. Os dados foram analisados estatisticamente com uma análise de variância (ANOVA) unidirecional ($\alpha = 0,05$) seguida do teste de Tukey para determinar quais os grupos que diferiam entre si. Verificaram que ocorreram mudanças de cor significativas nas resinas acrílicas polimerizadas pelo calor e moldadas por injeção em café e no revestimento macio em nicotina ao longo do tempo ($p < 0,05$). A mudança de cor do soft liner em nicotina foi significativamente diferente da dos restantes materiais de teste em nicotina ($p < 0,05$). A mudança de cor de cada material de teste em cada sessão foi percetível pelo olho humano ($\Delta E > 1$); no entanto, as mudanças de cor de todos os materiais de teste foram clinicamente aceitáveis ($\Delta E < 3,7$), exceto para o soft liner em nicotina.

- Foi efectuado um estudo in vitro para avaliar quantitativamente o efeito da coloração na estabilidade da cor das resinas acrílicas para base de dentaduras disponíveis no mercado, polimerizadas por diferentes métodos de cura, materiais e períodos de imersão. Foram selecionadas para o estudo a resina termopolimerizável disponível no mercado (Travelon) e a resina autopolimerizável (RR repair material). As amostras de resina termopolimerizável foram preparadas através de técnicas de polimerização rápida e lenta. As amostras foram imersas em agentes corantes (curcuma, iogurte, café, chá, cacau e lima) por um período de um dia, sete dias e 30 dias, tendo-se verificado que a curcuma apresentou a maior alteração de cor, seguida do iogurte, chá, café, lima e cacau. Verificaram igualmente que as amostras de cura lenta pelo calor eram também as mais estáveis em termos de cor, seguidas das amostras de cura rápida pelo calor e que as amostras de cura automática eram as menos estáveis em termos de cor. Concluíram que o material, o método de cura, os períodos de imersão e as soluções de coloração eram factores significativos que afectavam a estabilidade da cor das resinas acrílicas de base de dentadura .[1]

- Foi efectuado um estudo in vitro para avaliar o efeito da termociclagem e da imersão em soluções de colutórios ou bebidas na estabilidade da cor de quatro próteses diferentes à base de resina acrílica (Onda Cryl, OC; QC20, QC; Classico, CL; e Lucitone, LU). As soluções de teste utilizadas foram elixires bucais (Plax-Colgate, PC; Listerine, LI; e Oral-B, OB), bebidas (café, CP; cola, C; e vinho, W) e saliva artificial (AS; controlo). A alteração de cor (ΔE) foi avaliada antes (linha de base) e após a termociclagem (T1), e após imersão em solução durante 1 h (T2), 3 h (T3), 24 h (T4), 48 h (T5) e 96 h (T6). Verificaram que, LU exibiu os maiores valores de ΔE no período de T1 a T5; e QC apresentou os maiores valores de ΔE em T6. Concluíram que a ciclagem térmica e a imersão nas várias soluções influenciaram a estabilidade da cor das resinas acrílicas .[3]

- Z. Khan, J. A. von Fraunhofer[28] , compararam a resistência transversal, a dureza da superfície e o potencial de coloração do material VLC com uma resina acrílica convencional, e concluíram que tinha caraterísticas de resistência superiores, ou seja, resistência transversal e microdureza, mas apresentava uma coloração significativamente maior em comparação com uma resina acrílica convencional para base de dentadura.

- Ghassan A. Al-Taie, Abdalbasit A. Fatihallah[30] realizou um estudo sobre a capacidade de coloração da resina acrílica curada por diferentes métodos de cura imersa em diferentes bebidas corantes e intervalos de tempo e concluiu que a estabilidade da cor era afetada pela porosidade, pelo monómero residual e pela percentagem de névoa presente nas amostras de resina acrílica, que era diretamente afetada pelo calor e pela pressão aplicados no ciclo de cura; assim, a redução do calor e da pressão resulta na diminuição da sua percentagem.

- As alterações de cor dos materiais de base de prótese após a imersão em desinfeção e esterilização foram avaliadas e concluíram que, se os tempos de desinfeção recomendados forem seguidos, não se devem esperar alterações de cor observáveis nos materiais de prótese testados. Mesmo a imersão a longo prazo (7 dias) causou alterações de cor observáveis apenas com o Cabadol, um desinfetante à base de fenol, e com os materiais de prótese ProBase e Triad .[31]

- Foi efectuado um estudo in vitro para avaliar a estabilidade da cor de sete materiais de base de dentadura curados pelo calor, convencionais e um por micro-ondas, processados com o método de micro-ondas. As amostras foram sujeitas a condições de envelhecimento acelerado para testar a estabilidade da cor. O estudo revelou que ocorreram alterações de cor após o envelhecimento acelerado em ambas as resinas acrílicas curadas pelo calor e Acron GC processadas pelo método de micro-ondas .[32]

- Kenneth B. May, M.W Michael, E. Razzoog[23] , efectuaram um estudo comparativo da estabilidade da cor de cinco resinas acrílicas de base de dentadura e de uma resina de reparação de base de dentadura e concluíram que a utilização de uma câmara de envelhecimento acelerado e de um colorímetro eram eficazes na avaliação quantitativa da estabilidade da cor das resinas de base de dentadura. A resina de base de dentadura Lucitone Hy-pro e Triad (VLAR) foram os 15 materiais menos afectados pelas condições de envelhecimento acelerado. A Compak-20 foi o material menos estável em termos de cor dos materiais testados.

- Tsun Ma, Glen H. Johnson[33] , estudaram os efeitos dos desinfectantes químicos nas caraterísticas da superfície e na cor das resinas de dentadura e concluíram que as magnitudes das alterações na cor e na rugosidade eram, na maioria das vezes, clinicamente insignificantes.

- Foi efectuado um estudo in vitro para avaliar os possíveis efeitos da saliva e da secreção nasal em algumas propriedades físicas, como a sorção, a solubilidade, a dureza da superfície e a alteração da cor de quatro materiais diferentes à base de resina durante um determinado período de tempo, tendo-se observado que a resina de poliamida apresentava melhores propriedades físicas quando comparada com os outros materiais .[34]

- Foi efectuado um estudo para determinar as alterações de brilho resultantes do processo de teste em quatro bebidas diferentes numa resina de base de prótese polimerizada a quente e numa resina de reparação de base de prótese polimerizada a frio e concluiu-se que o brilho da resina de reparação de base de prótese polimerizada a frio e polimerizada a quente foi afetado pelos agentes testados. As quatro bebidas demonstraram alterações de brilho visíveis, das quais o sumo de cereja demonstrou a menor alteração, enquanto o chá exibiu a maior alteração .[35]

- Guang Hong, Hiroshi Murata[36] efectuaram um estudo para determinar a influência dos produtos de limpeza de próteses na estabilidade da cor de 3 tipos diferentes de resina acrílica e sugerem que a estabilidade da cor das resinas acrílicas de base de próteses é influenciada pelo tipo de polimerização e pelo tipo de produto de limpeza de próteses utilizado.

- 1 base de dentadura fotopolimerizada, 3 termopolimerizada e 3 autopolimerizada

foram avaliados quanto à estabilidade da cor após exposição a café, chá, água a 50°C ± 1^0 C, bem como à luz solar artificial e à água, tendo-se verificado que o café e o chá mancharam superficialmente os materiais de base da prótese. A escovagem com pasta dentífrica e o polimento moderado reduziram a descoloração para um nível aceitável. Todos os materiais foram relativamente estáveis em termos de cor quando imersos em água a 50^0 C ± 1^0 C, mas comportaram-se de forma diferente quando expostos à luz solar artificial e à água .[37]

- Quatro materiais de flanges gengivais amovíveis foram avaliados quanto à estabilidade da cor in vitro, resistência às manchas e sorção de água e verificou-se que todos os materiais de flanges testados demonstraram estabilidade da cor no ar e na água. No entanto, as alterações de cor dos materiais de silicone e poliamida armazenados em solução de café durante 180 dias eram clinicamente inaceitáveis .[38]

- Um método fotográfico para avaliar a mudança de cor foi comparado com um procedimento colorimétrico instrumental. As alterações da densidade ótica das transparências a cores foram medidas com um densitómetro de transmissão. Obteve-se uma boa concordância com a técnica colorimétrica após 15 dias de coloração numa gama de F-stops e filtros passa-banda .[39]

- Austin e Basker[40] explicaram que os materiais de base de dentadura processados pelo método de polimerização automática demonstraram um nível de monómero residual até sete vezes superior ao dos materiais convencionais polimerizados a quente, o que pode ser responsável pelas alterações de cor.

- Purnaveja etal[41] compararam a estabilidade da cor de dois materiais recentemente introduzidos, um deles uma resina "tipo pour", utilizando um instrumento colorimétrico sofisticado após contacto com água e produtos de limpeza de próteses. Concluíram que ambos os materiais apresentavam alterações de cor mensuráveis após um período de imersão de duas semanas, mas estas eram pouco perceptíveis à vista. Concluíram também que as resinas auto-polimerizadas têm uma estabilidade de cor inferior à dos materiais polimerizados pelo calor.

- Crispin e Caputo[42] verificaram que as superfícies rugosas apresentavam alterações de cor significativas em relação aos materiais polidos. Concluíram também que não existia uma diferença de cor estatisticamente significativa entre as amostras curadas ao ar e as curadas sob pressão e que os metacrilatos de metilo demonstravam a menor alteração de cor, seguidos pelo material de metacrilato de metilo etilo. Concluíram também que o material de epimina era o menos estável em termos de cor e apresentava uma quantidade significativamente maior de escurecimento.

- Hugh Devlin e Prashant Kaushik[43] realizaram um estudo para determinar se o aumento do teor de água durante o ciclo térmico do acrílico tratado com água quente estava associado a uma redução da dureza da superfície e a um aumento da opacidade ou branqueamento da superfície e concluíram que o tratamento do acrílico com água quente estava associado a uma redução significativa da dureza e que o branqueamento e a redução da dureza dos espécimes tratados com água quente se deviam à absorção de água e a uma rutura da estrutura da superfície do acrílico.

- Foi efectuada uma investigação in vitro para estudar os efeitos da imersão em café e chá na descoloração da superfície de um material de revestimento temporário de resina comercial, White Coat (WHC; Kuraray Medical Inc., Tóquio, Japão), e de um material experimental, SI-R20209 (SIR; Shofu Inc., Quioto, Japão). Verificaram que a resposta de coloração era mais pronunciada após a imersão em café para o White Coat e após a imersão em chá para o material experimental, e que ambos os valores excediam o valor limite de descoloração clinicamente aceitável de $\Delta E=3{,}3$. Concluíram que a maioria das cores de resina testadas são provavelmente suficientemente seguras contra a descoloração intensa quando utilizadas apenas para restaurações de curta duração .[44]

- Foi efectuado um estudo para estudar a influência do pré-tratamento com clorexidina ou ácido tânico na capacidade de coloração do ferro na placa dentária que se forma nas superfícies de resina acrílica. As experiências em modelos realizados em condições in vivo revelaram que nem a clorexidina nem o ácido tânico utilizados individualmente causavam manchas visíveis nas condições de curto prazo utilizadas. Mas as experiências in vitro demonstraram que o ácido tânico e o ferro produziam uma coloração acentuada com e sem a presença de saliva, enquanto a clorexidina incubada com saliva e ferro causava uma formação de cor menos pronunciada .[45]

- Foi realizado um estudo in vitro para avaliar a estabilidade de cor de duas marcas de dentes de porcelana e três marcas de dentes de prótese acrílica e verificou-se que a estabilidade de cor de todos os dentes foi significativamente afetada pelo período de imersão ($p<0{,}0001$). O café instantâneo foi o agente mais cromogénico entre as soluções testadas ($p<0{,}0001$). Entre os materiais testados, a porcelana foi considerada mais estável .[46]

- Foi efectuado um estudo in vitro para avaliar o efeito do fumo do cigarro nos dentes de resina acrílica por Seema S. Patil, Dhakshaini M.R. e Anil Kumar Gujjari[47] . Foram utilizados no estudo três dentes acrílicos disponíveis comercialmente: Grupo A (Premadent), Grupo B (Astra) e Grupo C (Sanyo- Dent). Verificaram que o Grupo A (dentes de resina acrílica reticulada) era mais estável em termos de cor e mais resistente à descoloração causada pelo fumo do cigarro, seguido pelo Grupo B (dentes de resina acrílica reticulada) e o Grupo C (dentes de resina acrílica não reticulada) era menos estável em termos de cor.

MATERIAIS MACIOS PARA REVESTIMENTO DE PRÓTESES

- Foi efectuado um estudo in vitro para avaliar as alterações na rugosidade da superfície e a estabilidade da cor dos materiais de revestimento de próteses moles causadas pelos produtos de limpeza de próteses e verificou-se que os quatro revestimentos moles de silicone eram mais estáveis em termos de rugosidade da superfície e de alteração da cor do que os dois revestimentos moles acrílicos .[12]

- Salloum AM[48] efectuou um estudo in vitro para investigar o efeito de um desinfetante químico (hipoclorito de sódio a 5,25 %) na estabilidade da cor de uma resina acrílica de base de prótese e de dois materiais de revestimento de próteses moles (à base de acrílico e à base de silicone). Foram feitos dez espécimes de cada tipo de material testado (2 × 20 × 20 mm). Todos os espécimes foram imersos em hipoclorito de sódio (5,25 %). Foram efectuadas medições colorimétricas para cada espécime antes da imersão e após 24 h e 7 dias de imersão. As alterações de cor foram avaliadas utilizando o sistema colorimétrico CIE L*a*b*. Verificaram que as alterações de cor do revestimento à base de silicone no 1º e 7º dias de imersão eram significativamente mais elevadas do que as da resina acrílica de base de prótese e do revestimento à base de acrílico, ao passo que as alterações de cor da resina acrílica de base de prótese e do revestimento à base de acrílico eram pequenas e estatisticamente insignificantes após 24 horas de imersão, mas a descoloração aumentava após 7 dias de imersão. Concluíram que as alterações de cor na resina acrílica de base de prótese e nos revestimentos de próteses moles tendem a aumentar com tempos de imersão mais longos e que a estabilidade da cor dos revestimentos de próteses moles foi influenciada pelo seu tipo químico.

- Niarchou A, Ntala P, Pantopoulos A, Polyzois G, Frangou M[49] efectuou um estudo in vitro para avaliar a dureza e a estabilidade da cor de alguns reembasadores macios polimerizados por luz visível e autopolimerizados após exposição a diferentes tratamentos de limpeza de próteses. Foram utilizados no estudo seis reembasadores de próteses moles (2 silicones autopolimerizados, 1 acrílico autopolimerizado e 3 polimerizados por luz visível). Foram expostos a 4 tratamentos de limpeza (Corega Whitening, Polident 5-Minute, Corega Whitening + micro-ondas, Polident 5-Minute + micro-ondas). A dureza foi medida com um durómetro Shore A e as alterações de cor foram avaliadas com um colorímetro tristumulus. Verificaram que o Sofreliner apresentou a menor alteração de dureza e o LightLiner a maior. O Versasoft e o Sofreliner parecem ter a menor alteração de cor para cada tratamento de limpeza, enquanto o LightLiner e o Eversoft apresentaram a maior. Concluíram que os materiais à base de silicone demonstraram as menores alterações tanto na dureza como na cor, quer quando se utiliza água quer com qualquer um dos outros tratamentos de limpeza.

- Foi efectuado um estudo clínico aleatório para avaliar o efeito da desinfeção química com perborato de sódio ou clorexidina na estabilidade da cor de uma resina de reembasamento dura do lado da cadeira (Tokuyama Rebase Fast II) durante seis meses e verificou-se que foram observadas alterações de cor significativas quando as próteses foram desinfectadas com soluções de perborato e digluconato de clorexidina a 2%. A estabilidade da cor também foi influenciada pelo tempo, independentemente da desinfeção ou não desinfeção .[22]

- O efeito da desinfeção por micro-ondas na estabilidade da cor de uma resina dura de reembasamento após um período de serviço de 1 ano foi estudado por Ribeiro RC, Giampaolo ET, Izumida FE, Pavarina AC, Moffa EB, Vergani CE[50] 40 pacientes adultos com idades compreendidas entre 30-75 anos, que necessitaram de tratamento de reembasamento de próteses, participaram neste estudo. Tokuyama Rebase II foi utilizado para o reembasamento de próteses maxilares completas. Os indivíduos edêntulos foram divididos aleatoriamente em dois grupos (n=20) e 2 grupos foram submetidos a diferentes métodos de limpeza: CG (grupo de controlo) - escovagem com sabão de coco e escova de dentes macia; DG (grupo de desinfeção) - escovagem de acordo com os métodos anteriores e desinfeção por micro-ondas uma vez por semana durante 3 minutos a 650W. Os parâmetros de cor em L*a*b* foram registados por espetrofotómetro imediatamente após o reembasamento, aos 7 e 15 dias, 1, 3, 6 e 9 meses e 1 ano após a colocação. Observaram que os valores de alteração de cor do GD eram significativamente mais baixos do que os do GC ($P<0,05$). As alterações de cor observadas após 15 dias foram superiores aos valores obtidos aos 7 dias de recolha ($P<0,05$). Todas as alterações de cor observadas para o GC foram consideradas visíveis (entre 1,5 e 3,0 NBS) em comparação com o GD, a alteração de cor foi ligeira (entre 0,5 e 1,5 NBS). Registaram-se diferenças estatisticamente significativas entre os valores de L* obtidos inicialmente e após 3 meses, entre 15 dias e 3 meses e entre 15 dias e 1 ano ($P<0,05$). Não foram observadas diferenças significativas entre o grupo e o tempo para os parâmetros a* e b*.

- Foi efectuado um estudo clínico aleatório[51] para avaliar o efeito da desinfeção química com perborato de sódio ou clorexidina na estabilidade da cor de uma resina de reembasamento dura para o lado da cadeira durante seis meses. Neste estudo, foi utilizada uma resina de reembasamento rígida (Tokuyama Rebase Fast II) para reembasar próteses completas. Após as medições de cor iniciais, os pacientes foram divididos aleatoriamente em 3 grupos (N = 15) e as próteses foram limpas por 3 métodos diferentes: GC (grupo de controlo) - escovagem com sabão de coco e escova de dentes macia, PG (grupo do perborato) - escovagem de acordo com os métodos anteriores e desinfeção com solução aquecida de perborato de sódio (Corega Tabs) durante 5 minutos, uma vez por dia, durante 6 meses e ChxG (grupo da clorexidina) - escovagem de acordo com o GC e desinfeção com digluconato de clorexidina a 2% durante 5 minutos, uma vez por dia, durante 6 meses. As medições da cor foram expressas em valores de ΔE^*, ΔL^*, Δa^* e Δb^*. Concluíram que as alterações de alguns parâmetros de cor (ΔL, Δa e

Δb) da resina de reembasamento Tokuyama Rebase foram observados quando as dentaduras foram desinfectadas com soluções de perborato e digluconato de clorexidina a 2%. A estabilidade da cor também foi influenciada pelo tempo, independentemente da desinfeção ou não desinfeção.

- Kostoulas , Polyzois G, Mitsoudis A, Kavoura V, Frangou M[52] realizaram um estudo in vitro para avaliar o efeito do envelhecimento acelerado na estabilidade da cor dos revestimentos de próteses dentárias chair side curados com luz visível (VLC) e concluíram que o envelhecimento acelerado afectou significativamente a estabilidade da cor de todos os revestimentos de próteses dentárias testados, exceto o Astron LC Soft. Os revestimentos de prótese VLC macios foram mais estáveis em termos de cor do que os revestimentos VLC duros.

- Pisani MX, da Silva CH, Paranhos HF, Souza RF, Macedo AP[53] realizaram um estudo in vitro para avaliar o efeito da estabilidade de cor, dureza e rugosidade de forradores de dentadura macia após imersão em vários produtos de limpeza e em uma solução de limpeza experimental de Ricinus communis. Trinta espécimes (14 mm × 4 mm) de Elite Soft Relining (ES) e Mucopren Soft (MS) foram imersos aleatoriamente em água destilada a 37°C, hipoclorito de sódio a 1% e uma solução experimental de Ricinus communis (RC) durante 7, 15 e 183 dias contínuos. Concluíram que, após todos os períodos, o ES apresentou maior alteração de cor do que o MS; a maior alteração de cor foi causada pelo hipoclorito. Ambos os materiais foram mais estáveis após imersão em RC.

- Foi efectuado um estudo in vitro para determinar a estabilidade da cor das tintas macias, submetendo-as a um teste de envelhecimento acelerado in vitro, e concluiu-se que as tintas macias polimerizadas pelo calor eram mais estáveis em termos de cor do que as tintas macias autopolimerizadas. Não se registaram diferenças significativas entre os materiais polimerizados pelo calor, mas foram encontradas diferenças significativas entre as duas teteiras autopolimerizadas .[54]

- A estabilidade da cor dos revestimentos de dentaduras moles após termociclagem e armazenamento em café e coca-cola foi estudada e verificou-se que os revestimentos de silicone apresentavam uma melhor estabilidade da cor após termociclagem e armazenamento, independentemente da solução .[55]

- Foi efectuado um estudo in vitro para investigar a eficácia dos produtos de limpeza de próteses em revestimentos de próteses moles coloridos por soluções de corantes alimentares e foi referido que o material de revestimento de próteses moles à base de silicone parece ser mais resistente às manchas e, no que diz respeito aos produtos de limpeza de próteses, o Fittydent foi mais eficaz do que o Curadent .[6]

- Marcelo Coelho Goiato, Daniela Micheline dos Santos etal[56] avaliaram o efeito do envelhecimento acelerado na microdureza e estabilidade de cor de resinas flexíveis para próteses dentárias e verificaram que o envelhecimento acelerado aumentou significativamente os valores de microdureza das resinas, sendo que as resinas Triplex e Valplast apresentaram os valores mais altos e a maior alteração cromática.

- Foi efectuado um estudo in vitro para avaliar a estabilidade da cor e a dureza de dois revestimentos dentários obtidos por técnicas diretas e indirectas, após ciclagem térmica e imersão em bebidas, tendo-se concluído que os três factores de variação promoveram alterações na dureza e na cor dos materiais de revestimento dentário testados .[57]

- Foi efectuado um estudo clínico de um material de revestimento macio de silicone curado pelo calor e concluiu-se que a cor se tinha tornado mais clara em 46% e amarela ou castanha em 51%; a base da prótese tinha-se desgastado em 24% e a ligação tinha falhado em 22%; não se observou qualquer endurecimento do material; 24% das próteses tinham partido; Um sabor invulgar foi relatado por 22% e o cheiro por 14% dos utilizadores de próteses; a dor nas mucosas foi notada em 14%; a estomatite de prótese desenvolveu-se em 48%; a higiene foi deficiente em 61% e o crescimento de fungos foi detectado em 81% das próteses; 73% dos doentes estavam satisfeitos com o revestimento macio .[58]

- Yohji Imai e Yoh Tamaki[59] , estudaram a medição da adsorção de proteínas salivares em materiais de revestimento de próteses moles e referiram que diferentes revestimentos moles promovem a adsorção de quantidades variáveis de proteínas e que a adsorção de proteínas foi significativamente menor no fluoropolímero experimental e no polifosfazeno, e maior na resina acrílica e no silicone.

- Foi efectuado um estudo in vitro para comparar a estabilidade da cor de três revestimentos duros à base de acrílico (Ufi gel hard, Dura-Liner II, Tokuso Rebase) e dois revestimentos moles à base de silicone (Ufi gel permanent, Molloplast B) utilizando o colorímetro, tendo-se verificado que os materiais de revestimento à base de silicone são considerados mais estáveis em termos de cor do que os materiais de revestimento à base de acrílico .[60]

- Foi efectuado um estudo para medir a estabilidade da cor e as propriedades viscoelásticas de três materiais de revestimento macio disponíveis no mercado e concluiu-se que o material de revestimento macio do tipo silicone parece ser mais resistente à mudança de cor e à dureza do que os materiais de revestimento macio do tipo acrílico .[7]

- Foi efectuado um estudo in vitro para avaliar a estabilidade da cor de cinco revestimentos de próteses moles disponíveis no mercado em função do envelhecimento acelerado e concluiu-se que o envelhecimento acelerado pode ser utilizado para avaliar a estabilidade da cor dos revestimentos de próteses moles .[14]

MATERIAIS DE RESTAURAÇÃO PROVISÓRIOS

- Foi efectuado um estudo in vitro para comparar a estabilidade da cor de materiais dentários de porcelana, acrílico reforçado e acrílico convencional disponíveis no mercado e concluiu-se que o café filtrado era mais cromogénico do que as outras duas soluções corantes e que os materiais dentários de porcelana eram mais estáveis do que os materiais dentários acrílicos .[61]

- Foi efectuado um estudo in vitro para medir a estabilidade da cor de resinas para coroas provisórias e próteses parciais fixas e verificou-se que 12 resinas para coroas provisórias e próteses parciais fixas demonstraram uma tendência variável para descolorir ao longo de vários períodos de tempo quando imersas em saliva artificial e soluções de saliva artificial-café .[62]

- Arthur S. K. Sham, Frederick C. S. Chu et al[63] compararam a estabilidade da cor de materiais protéticos provisórios e referiram que Luxatemp e Integrity (resinas à base de bis-acril-metacrilato) eram as mais estáveis em termos de cor em comparação com as resinas à base de metil/etilmetacrilato.

- Foi efectuada uma avaliação comparativa in vitro da variação de cor de quatro tipos de resina acrílica para próteses fixas provisórias e verificou-se que apenas a resina Cold Pac era estável em todas as soluções de coloração, enquanto as outras apresentavam alterações de cor com diferentes soluções de coloração .[64]

- Foi efectuado um estudo in vitro para investigar o efeito dos métodos de polimerização e do ciclo térmico na alteração de cor dos dentes de prótese de resina acrílica e foi referido que os valores de ΔE estão dentro dos limites clínicos aceitáveis para todas as marcas, para ambos os métodos de polimerização e diferentes períodos de medição .[65]

- Foi efectuado um estudo para determinar se os desinfectantes químicos afectavam a textura e a cor da superfície de 3 materiais protéticos fixos e concluiu-se que apenas 2 dos 3 materiais, a porcelana ceramometal Dicor e Vita VMK, podem ser utilizados com os 5 desinfectantes até 7 dias de imersão. Três desinfectantes químicos (Biocide, Clorox e Multicide) causaram alterações de cor clinicamente significativas na liga nobre de fundição após 7 dias de imersão .[66]

- Foi efectuado um estudo para investigar os efeitos do tabaco e dos produtos de limpeza de próteses dentárias na rugosidade e na cor das próteses dentárias e concluiu-se que o tabaco e os produtos de limpeza de próteses dentárias aumentavam a rugosidade e descolorizavam os dentes, ao passo que os produtos de limpeza de próteses dentárias após exposição ao fumo diminuíam a rugosidade .[67]

- O efeito do chá nos materiais de restauração provisórios foi avaliado e verificou-se que a estabilidade da cor do metacrilato de metilo é superior à dos metacrilatos de butilo, pelo que, se os materiais provisórios forem utilizados durante períodos de tempo prolongados, o tempron é preferido .[68]

- O efeito de várias bebidas e alimentos na estabilidade da cor dos materiais provisórios foi investigado e verificou-se que o Revotek LC-GC (resina composta polimerizada por luz) foi considerado o material de restauração provisória mais estável em termos de cor, seguido do Protemp II (compósito bis-acrílico), Systemp (compósito bis-acrílico) e DPI (resina de metilmetacrilato). A solução de curcuma apresentou o potencial máximo de coloração, seguida do café, chá e Pepsi .[69]

- Foi avaliada a alteração de cor in vitro de três resinas de revestimento dentário em extractos de chá, café e tamarindo, tendo sido referido que a estabilidade da cor das resinas é influenciada pela presença de metabolitos secundários como o ácido tartárico, taninos, cafeína, saponinas e fenóis nos extractos de tamarindo, chá e café .[70]

- Foi efectuado um estudo in vivo por Jack H. Koumjian, D.D.S, David N. Firtell e Arthur Nimmo[71] , para avaliar a descoloração de sete resinas durante um período de 9 semanas. Os espécimes de resina foram preparados e colocados no rebordo facial de próteses completas maxilares e no rebordo lingual de próteses completas mandibulares. Os doentes receberam escovas de dentes e pasta de dentes e foram instruídos para não utilizarem quaisquer agentes químicos para a limpeza das próteses. As observações foram efectuadas ao fim de 1, 5 e 9 semanas. Não foi observada qualquer alteração de cor detetável após 1 semana e 5 semanas. Após 9 semanas, quatro materiais, True Kit, Duralay, Trim e Protemp, mostraram significativamente menos manchas do que as outras três resinas. Concluíram que o dentista que utiliza restaurações provisórias durante um curto período de tempo pode considerar outras propriedades dos materiais, tais como a resistência à fratura, a precisão marginal, a facilidade de fabrico e o custo.

- Um CM, Ruyter IE[72] realizaram um estudo para avaliar a estabilidade da cor de dois materiais de revestimento à base de resina activados por luz e três polimerizados pelo calor, após exposição a café fervido, café filtrado ou chá a 50^0 C . Foram também avaliados espécimes imersos em água destilada no escuro a 37^0 C durante 4 meses. Observaram que um dos materiais de revestimento à base de resina activada pela luz apresentou descoloração intrínseca durante a imersão a longo prazo, tanto em água destilada como nas soluções de coloração. Concluíram que a descoloração pelo chá se deveu principalmente à adsorção superficial dos corantes, enquanto a descoloração pelo café se deveu tanto à adsorção como à absorção dos corantes, provavelmente devido à compatibilidade da fase polimérica com os corantes amarelos do café.

RESINAS COMPOSTAS

- Foi realizado um estudo in vitro para avaliar a estabilidade da cor de resinas compostas indirectas selecionadas e verificou-se que a maioria das manchas era superficial e podia ser removida com uma higiene oral regular. As amostras de D. I. brilhante exibiram a maior descoloração e as amostras Concept a menor .[25]

- Foi avaliada a exatidão da cor dos cimentos de resina composta e das pastas correspondentes e verificou-se que as alterações de cor eram estatisticamente significativas, mas não perceptíveis, e que todas as amostras se tornavam ligeiramente mais escuras com a idade .[73]

- Foi efectuado um estudo in vitro para avaliar a estabilidade de cor das resinas compostas dentárias utilizando um modelo de desafio de coloração por termociclagem e concluiu-se que a estabilidade de cor do FiltekSU é inferior à do TPH3 e do Renamel. O modelo de desafio de coloração por termociclagem pode potencialmente diferenciar a coloração superficial que pode ser removida pela escovagem da verdadeira descoloração do material que é refractária aos procedimentos de higiene oral .[74]

- Foi efectuado um estudo in vitro para avaliar a capacidade de coloração de materiais de restauração provisória em compósito polimerizados por luz e por auto polimerização, de materiais de restauração em resina composta reforçada e de materiais de restauração em resina composta micro-híbrida, após exposição a diferentes agentes de coloração, tendo-se verificado que o material de restauração em micro-filtro reforçado testado era significativamente mais estável em termos de cor do que o bis-acril auto polimerizado, os materiais de restauração provisória em compósito polimerizados por luz e os compósitos micro-híbridos .[75]

- Estudos realizados por Fulya Toksoy Topcu, Gunes Sahinkesen, Kivanc Yamanel, Ugur Erdemir, Elif Aybala Oktay e Seyda Ersahan[76] avaliaram os efeitos de descoloração da saliva artificial, sumo de limão em grânulos, café (sem açúcar), coca-cola, sumo de ginja, sumo de cenoura fresca e vinho tinto em compósitos à base de resina. Concluíram que os compósitos de resina dentária e as soluções de bebida são factores significativos que podem afetar a estabilidade da cor. Após imersão durante um dia, todos os materiais apresentaram alterações de cor visíveis. A solução de vinho tinto apresentou mais manchas e a Filtek Supreme apresentou menos alterações de cor entre as resinas compostas devido às suas nano partículas.

- Chan et al[77] compararam as propriedades de coloração de quatro alimentos (café, molho de soja, chá e cola). Verificaram que o café e o molho de soja manchavam as restaurações de resina composta num grau significativamente maior do que o chá ou a bebida de cola. De um modo geral, o maior grau de coloração em todas as amostras ocorreu durante a primeira semana do período de estudo. A penetração da mancha foi superficial e estimada em 5 mu ou menos.

- Wedad Y. Awliya, Deemah J. Al-Alwani, Eftekar S. Gashmer e Huda B. Al-Mandil[78] realizaram um estudo para avaliar a influência dos tipos de café mais utilizados na Arábia Saudita na microdureza da superfície e na estabilidade da cor de um compósito micro-híbrido à base de resina (Filtek Z250), de um compósito à base de resina nano-preenchido (Filtek Supreme) e de um compósito cerâmico orgânico modificado (Ormocer), tendo concluído que não há diferenças significativas na microdureza dos três materiais testados após imersão em diferentes tipos de café. No entanto, todos os materiais à base de resina mostraram uma alteração de cor significativa quando comparados com o controlo, entre os quais o Filtek Z250 mostrou a menor alteração de cor entre os três materiais, seguido do Ormocer. Entre os agentes corantes, o café expresso causou a maior alteração de cor, seguido do café turco e depois do café americano, e o café árabe causou a menor alteração de cor.

- Foi efectuado um estudo in vitro por Yazici AR, Celik C, Dayangaç B, Ozgünaltay G[79] para investigar os efeitos de duas unidades fotopolimerizadoras diferentes e de duas soluções de coloração na estabilidade da cor de um compósito híbrido e de um compósito nano-híbrido após diferentes períodos de imersão, tendo-se verificado que o efeito das soluções de coloração na alteração da cor dos compósitos de resina dependia do tempo de imersão e do material da resina.

- O mecanismo de coloração da superfície de um compósito foto-polimerizado por café, chá oolong e vinho tinto e os efeitos da escovagem mecânica e da clorhexidina na coloração induzida pela bebida foram examinados por Yo OMATA, Shigeru UNO etal[80] e concluíram que o vinho causou a coloração mais grave, seguido do chá e do café entre os agentes de coloração e que a escovagem reduziu a coloração da superfície pelo vinho, enquanto a clorhexidina aumentou o efeito de coloração do chá e do café.

- Lee YK, Powers JM[81] efectuaram um estudo in vitro para determinar o efeito combinado de uma substância orgânica (mucina como substituto das substâncias orgânicas salivares), da clorexidina e de um composto de ferro/solução de chá nas alterações da cor dos materiais de restauração dentária estéticos da Classe V. Os materiais testados foram o ionómero de vidro, o ionómero de vidro modificado por resina, o compómero e o compósito de resina fluida de cor A2. Observaram que as alterações de cor de quatro materiais de restauração de Classe V após tratamento combinado com mucina, clorexidina e um composto de ferro/solução de chá não eram aceitáveis e também que as cores não recuperavam os seus valores originais após limpeza ultra-sónica. Concluíram que as modificações na superfície de uma restauração devem ser consideradas para reduzir a acumulação de manchas.

4. METODOLOGIA

Este estudo in vitro foi efectuado no Departamento de Dentisteria Protética, Faculdade de Medicina Dentária do Governo, Kottayam, Kerala, Índia, para avaliar a influência das soluções de chá, café e curcuma na estabilidade da cor de resinas acrílicas de base de prótese curadas pelo calor e autopolimerizáveis disponíveis no mercado e de um material de revestimento macio. As medições colorimétricas foram efectuadas utilizando o espetrofotómetro UV-VIS-NIR fornecido pelo National Institute for Interdisciplinary Science and Technology (NIIST), Trivandrum, Kerala.

Os materiais e a metodologia utilizados para este estudo são os seguintes:

INSTRUMENTOS E EQUIPAMENTOS UTILIZADOS NO ESTUDO

1. Matrizes de aço inoxidável feitas à medida, com 20 mm X 15 mm X 2 mm
2. Taças de borracha
3. Esculpidor de cera Lecron
4. Faca de cera
5. Espátula de cera
6. Faca de gesso
7. Espátula de gesso
8. Folha Mackintosh
9. Cera de modelação (Pyrax polymers Roorkee, Índia)
10. Vaselina (Biopharma, Bangalore)
11. Substituto da folha de alumínio, ou seja, alginato de sódio (Prevest Denpro limited, Jammu, Índia)
12. Pedra dentária de tipo III (Prevest Denpro limited, Jammu, Índia)
13. Folha de plástico de celofane (acrilatos asiáticos, Mumbai)
14. Pega n.º 3 BP e lâmina n.º 15 BP
15. Frasco de mistura acrílico
16. Brocas de corte acrílicas
17. Mandril de papel de lixa
18. Papel de carboneto de silício (120 e 320)
19. Pedra-pomes
20. Roda de trapos de algodão
21. Unidade de acrilização (Kavo TTYP 5506)

22. Frasco de dentadura e pinça (Varsity Flask, n.º 7)

23. Prensa hidráulica (Sirio)

24. Micromotor com peça de mão reta (Marathon, Sae-Yang machinery & Co, Coreia)

25. Torno dentário (Skydent, Índia)

26. Vibrador (Marathon, Sae-Yang machinery & Co, Coreia)

27. Incubadora (Beston, Beston industries, Cochin, Índia)

28. Espectrofotómetro UV-VIS-NIR (Shimadzu, UV-3600)

Tabela: 1 Materiais de ensaio utilizados no estudo

Resina utilizada	**Código**	**Fabricante**
Cura por calor Resina de polimetacrilato de metilo	H	Pyrax polymers Roorkee, Índia
Resina de metacrilato de metilo de polimerização automática	A	Pyrax polymers Roorkee, Índia
Material de revestimento macioMolloplast B	M	Detax Gmbh &Co. KG, Alemanha

Tabela: 2 Agentes de coloração utilizados no estudo

Agente de coloração	**Código**	**Fabricante**
Saliva artificial (Controlo)	AS	MP Sai Enterprises, Mumbai
Chá	T	Brooke Bond Red Label Hindustan Unilever Ltd Mumbai, Índia
Café	Co	Nescafé Sunrise Premium, Nestlé India Ltd, Nova Deli, Índia
Açafrão-da-terra	Tu	Everest Turmeric Powder, Everest Spices, Mumbai, Índia

METODOLOGIA

1. Fabrico de matrizes

2. Fabrico de amostras de resina acrílica de cura por calor

3. Fabrico de amostras de resina acrílica autopolimerizável

4. Fabrico de amostras de revestimento macio

5. Preparação de soluções de coloração

6. Método

7. Medição da cor

1. FABRICO DE MATRIZES:

O molde principal foi preparado em aço inoxidável. Foi cortado à máquina com 20 mm de comprimento, 15 mm de largura e 2 mm de espessura, de modo a caber na câmara da amostra ou na cuvete do espetrofotómetro utilizado no estudo.

2. FABRICO DE AMOSTRAS DE RESINA ACRÍLICA TERMOPOLIMERIZÁVEL:

Utilizou-se o procedimento convencional de moldagem por compressão e frasco para fabricar as amostras de resina. No total, foram preparadas 24 amostras de resina acrílica de cura a quente.

- Os moldes foram preparados investindo o molde principal de aço inoxidável em borracha de silicone.
- Os padrões de cera do molde principal foram fabricados vertendo cera derretida no

molde de silicone.

- Os padrões de cera preparados foram então investidos num balão dentário convencional utilizando pedra dentária de tipo III.
- Os padrões de cera foram aplicados de forma a que a superfície superior do padrão de cera ficasse nivelada com a superfície da pedra dentária.
- Após a presa da pedra dentária, procedeu-se à desparafinagem e o espaço do molde foi lavado com água morna.
- Foi aplicada uma única camada de meio de separação no espaço do molde e deixou-se secar.
- O polímero e o monómero foram misturados num frasco de mistura acrílico, de acordo com as instruções do fabricante, e a mistura de resina foi colocada no espaço do molde na fase de massa.
- Foi efectuado um fecho de prova e o excesso de flash foi aparado com uma faca BP afiada.
- Aplicou-se novamente uma camada fina de meio de separação e fecharam-se os frascos.
- Os frascos foram então colocados numa prensa hidráulica e apertados até se obter um contacto metal-metal.
- Os frascos foram então curados em bancada à temperatura ambiente e submetidos a um ciclo de cura de uma hora e meia.
- Após arrefecimento em bancada até à temperatura ambiente, as amostras foram retiradas e o excesso de flash foi cortado.
- As amostras foram polidas com grãos sequenciais de papel de carboneto de silício (120 e 320) ligados a um mandril a uma velocidade de 300 rpm durante 1 minuto para cada lixa, seguido de polimento com pasta de pedra-pomes.

3. FABRICO DE AMOSTRAS DE RESINA ACRÍLICA AUTOPOLIMERIZÁVEL:

Utilizou-se o procedimento convencional de moldagem por compressão e em frasco para fabricar as amostras de resina. Foi preparado um total de 24 amostras de resina acrílica autopolimerizável.

- Os padrões de cera do molde principal foram preparados vertendo cera derretida no molde de silicone.
- Os padrões de cera preparados foram então investidos num balão dentário convencional utilizando pedra dentária de tipo III.
- Os padrões de cera foram aplicados de forma a que a superfície superior do padrão de cera ficasse nivelada com a superfície da pedra dentária.
- Após a presa da pedra dentária, procedeu-se à desparafinagem e o espaço do molde foi lavado com água morna para remover os restos de cera.
- Foi aplicada uma única camada de meio de separação no espaço do molde e deixou-se secar.
- O polímero e o monómero foram misturados num frasco de mistura acrílico, de acordo com as instruções do fabricante, e a mistura de resina foi colocada no espaço do molde na fase de massa.
- Foi efectuado um fecho de prova e o excesso de flash foi aparado com uma faca BP afiada.
- Aplicou-se novamente uma camada fina de meio de separação e fecharam-se os frascos.
- Os frascos foram então colocados numa prensa hidráulica e apertados até se obter um contacto metal-metal e as amostras de resina foram curadas à temperatura ambiente.
- Após a polimerização, as amostras foram retiradas e o excesso de flash foi cortado.
- As amostras foram polidas com grãos sequenciais de papel de carboneto de silício (120 e 320) ligados a um mandril a uma velocidade de 300 rpm durante 1 minuto para cada lixa, seguido de polimento com pasta de pedra-pomes.

4. FABRICO DE ESPÉCIMES DE REVESTIMENTO MACIO

- Para a preparação das amostras, foi utilizado o Molloplast B. Foi preparado um total de 24 amostras.
- Os padrões de cera do molde principal foram fabricados vertendo cera derretida no molde de silicone.
- Os padrões de cera preparados foram então investidos num balão dentário convencional utilizando pedra dentária de tipo III.
- Os padrões de cera foram aplicados de forma a que a superfície superior do padrão de cera ficasse nivelada com a superfície da pedra dentária.
- Após a presa da pedra dentária, procedeu-se à desparafinagem e o espaço do molde foi lavado com água morna para remover os restos de cera.
- Foi aplicada uma única camada de meio de separação no espaço do molde e deixou-se secar.

- Uma vez que o Molloplast-B não necessita de ser misturado, o material foi retirado do frasco com uma espátula limpa e colocado no espaço do molde.
- Colocar uma folha de celulose entre o Molloplasto B e o balcão do frasco.
- Fechar bem o frasco e efetuar uma prensagem prévia a intervalos de 100 kp.
- Abrir o balão e retirar o material em excesso, bem como a folha de celulose.
- O balão foi novamente fechado e mantido sob pressão de 100 kp durante cerca de 10-15 minutos.
- O frasco foi então colocado em água fria e aquecido lentamente até 100°C/212 °F e mantido a 100^0 c durante aproximadamente 2 horas para completar o ciclo de cura.
- Deixar arrefecer lentamente o balão.
- Após o arrefecimento em bancada até à temperatura ambiente, as amostras foram retiradas e o excesso de flash foi aparado com mangas de moagem de molloplastos a uma velocidade de 15-20 rpm.
- As amostras foram polidas com grãos sequenciais de papel de carboneto de silício (120 e 320) ligados a um mandril a uma velocidade de 300 rpm durante 1 minuto para cada lixa, seguido de polimento com pasta de pedra-pomes.

5. PREPARAÇÃO DE SOLUÇÕES DE COLORAÇÃO

Foram utilizadas quatro soluções no estudo.

Tabela: 3 Soluções de coloração preparadas para o estudo

Solução 1(Controlo)	Saliva artificial (990ml)
Solução 2	Saliva artificial (660ml) e solução de chá (330ml)
Solução 3	Saliva artificial (660 ml) e solução de café (330 ml)
Solução 4	Saliva artificial (660ml) e solução de cúrcuma (330ml)

- Foram utilizados no estudo 990 ml de cada uma das 4 soluções de coloração.
- As soluções de chá, café e curcuma foram preparadas adicionando 8 g de cada corante a 400 ml de água a ferver. Deixou-se arrefecer as soluções durante 10 minutos e, em seguida, as soluções foram filtradas através de um pedaço de gaze. Cada agente de coloração foi preparado misturando 660 ml de saliva artificial e 330 ml de soluções de chá, café e curcuma, respetivamente.

6. MÉTODO

As amostras preparadas foram armazenadas em água destilada durante 24 horas para reduzir o teor de monómero residual. Após a medição da linha de base, as amostras foram divididas em 4 subgrupos contendo 6 amostras de cada material. As amostras foram designadas de acordo com a resina acrílica e a solução.

Tabela: 4 Grupos de amostras utilizadas no estudo

Grupos de amostras	Subgrupos	Codificação de Subgrupos
Resina acrílica de cura por calor	Acrílico de cura por calor em solução de controlo	H-AS
	Acrílico de cura por calor em solução de chá	H-T
	Acrílico de cura por calor em solução de café	H-Co
	Acrílico de cura por calor em solução de cúrcuma	H-Tu
Resina acrílica autopolimerizável	Acrílico de autopolimerização em solução de controlo	A-AS
	Autopolimerização de acrílico em solução de chá	A-T
	Acrílico autopolimerizante em solução de café	A-Co
	Autopolimerização de acrílico em solução de cúrcuma	A-Tu
Molloplasto-B	Molloplast-B em solução de controlo	M-AS
	Molloplast-B em solução de chá	M-T
	Molloplastos-B em solução de café	M-Co
	Molloplastos-B em solução de cúrcuma	M-Tu

- As amostras foram colocadas em cada solução de coloração e mantidas numa incubadora a 37^0 c para simular as condições intra-orais.
- As soluções foram agitadas uma vez por dia para reduzir a precipitação.
- As soluções de coloração não foram alteradas durante todo o ensaio, o que permitiu determinar facilmente a coloração dos alimentos.
- As amostras foram lavadas e secas por pulverização de ar antes de cada medição de cor em 1st dia, 7th dia e 30th dia, respetivamente.

7. MEDIÇÃO DA COR

As medições de cor foram efectuadas utilizando o espetrofotómetro UV-VIS-NIR (Shimadzu, UV-3600) com uma esfera de integração (BIS-603), utilizando politetrafluoroetileno (PTFE) como referência. As medições ópticas foram efectuadas numa gama constante de comprimentos de onda de 700 a 2500 nm. As diferenças cromáticas foram registadas utilizando o sistema de cores padrão da Comissão Internacional de L'Eclairage (CIE Lab). Este sistema quantifica a cor em termos de três valores de coordenadas L*, a* e b*. L* representa o brilho ou a luminosidade (valor), a* e b* representam a tonalidade e o croma no eixo verde-vermelho e no eixo azul-amarelo, respetivamente.

A magnitude da diferença de cor percetível entre duas amostras foi calculada pela fórmula $\Delta E^* = (\Delta L^*2 + \Delta a^*2 + \Delta b^*2)^{1/2}$, em que,

$\Delta L^* = L^*specimen - L^*standard$

$\Delta a^* = a^*specimen - a^*standard$

$\Delta b^* = b^*specimen - b^*standard.$

ANÁLISE ESTATÍSTICA

No estudo foi utilizada a seguinte análise estatística. Os dados recolhidos foram introduzidos na folha de cálculo Microsoft Excel e a análise estatística foi efectuada utilizando o pacote Statistical Package for Social Sciences (SPSS 16.0).

As variáveis quantitativas foram expressas como média ± desvio padrão e as variáveis qualitativas foram expressas como proporções e são apresentadas nas tabelas e gráficos.

O efeito do agente de coloração e do tipo de material na estabilidade da cor das resinas acrílicas foi avaliado através de uma Análise de Variância (ANOVA) unidirecional. Para delinear ainda mais as diferenças significativas entre as médias, os dados foram analisados com o teste Tukey HSD (Post Hoc).

O teste do Qui-Quadrado foi utilizado para analisar o número de amostras que apresentavam descoloração visível e descoloração clinicamente aceitável.

O teste t de Student emparelhado foi utilizado para determinar se existia um efeito estatístico do período de tempo na estabilidade da cor das resinas acrílicas.

O "valor P" inferior a 0,05 foi considerado estatisticamente significativo para todos os testes.

NORMALIZAÇÃO UTILIZADA NO ESTUDO

-Todas as amostras foram preparadas a partir de um molde mestre de aço inoxidável de tamanho (20mm*15mm*2mm) de modo a caber na cuvete do espetrofotómetro.

-Foi utilizada uma proporção fixa recomendada pelo fabricante de 3:1 para misturar o polímero e o monómero para preparar as amostras de PMMA.

-Todas as amostras foram polidas com lixas de grão sequencial (120 e 320) fixadas a um mandril a uma velocidade de 300 rpm durante 1 minuto.

-Todas as amostras foram mantidas na solução de coloração correspondente numa incubadora a 37^0 c para simular as condições intra-orais.

-As medições de cor foram efectuadas utilizando o espetrofotómetro UV-VIS-NIR numa gama de comprimentos de onda constante de 700-2500nm.

-Todas as amostras foram testadas pelo mesmo operador.

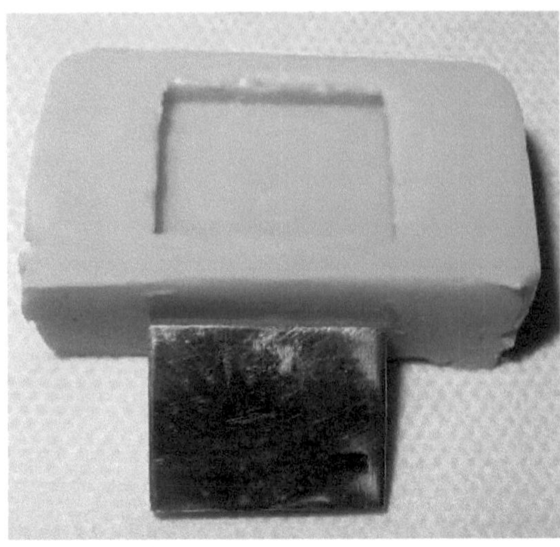

Figura: 1 Molde de aço inoxidável e molde de silicone do molde

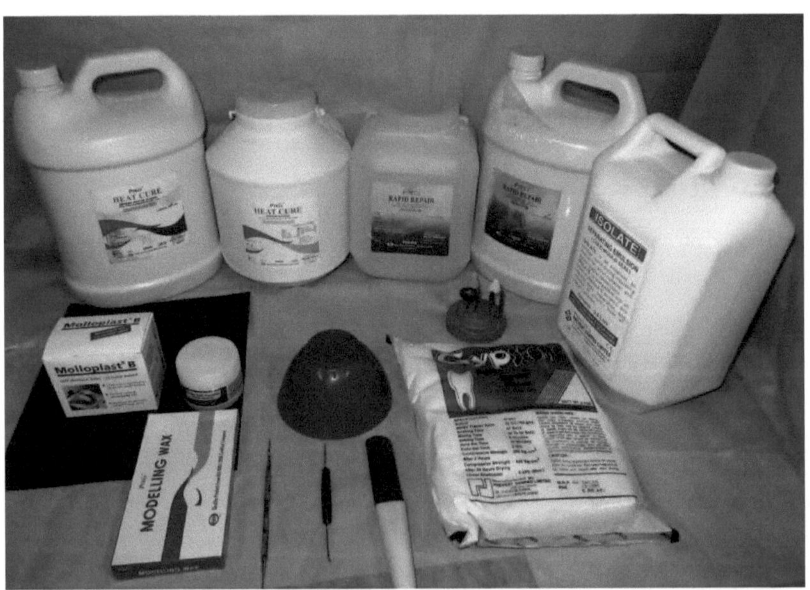

Figura: 2 Materiais utilizados para o estudo

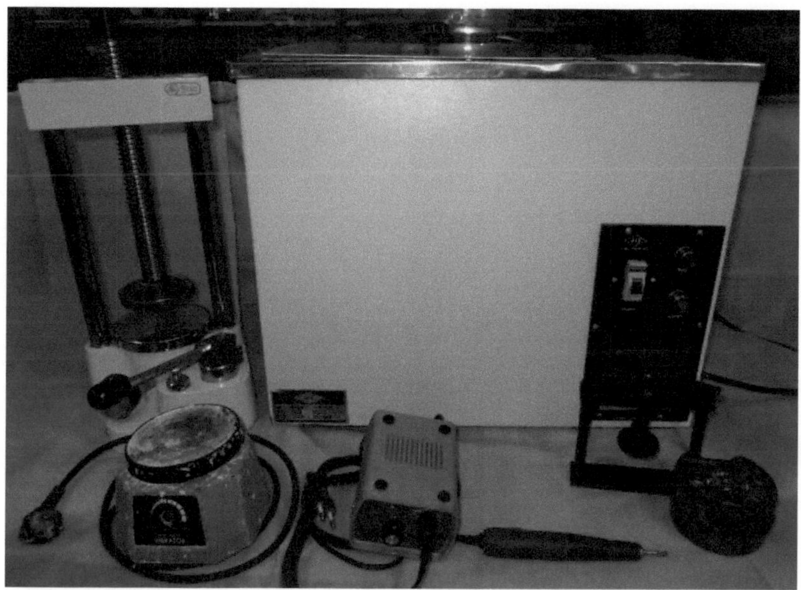

Figura: 3 Equipamentos utilizados na preparação das amostras

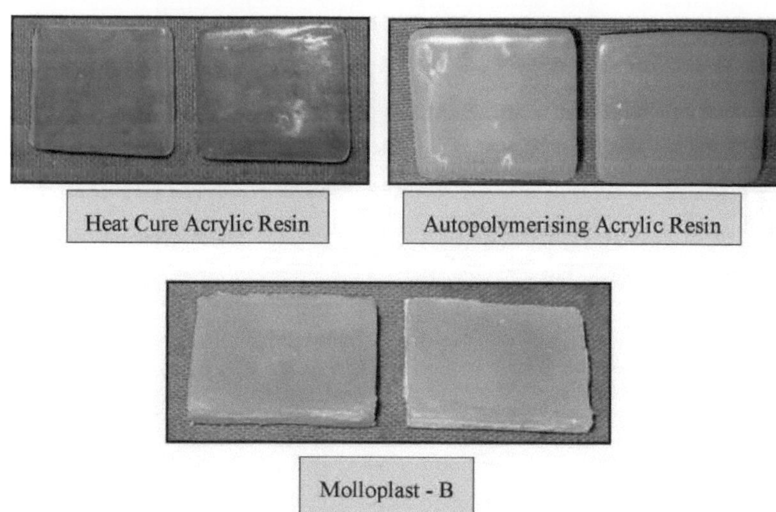

Figura: 4 Amostras de ensaio preparadas para o estudo

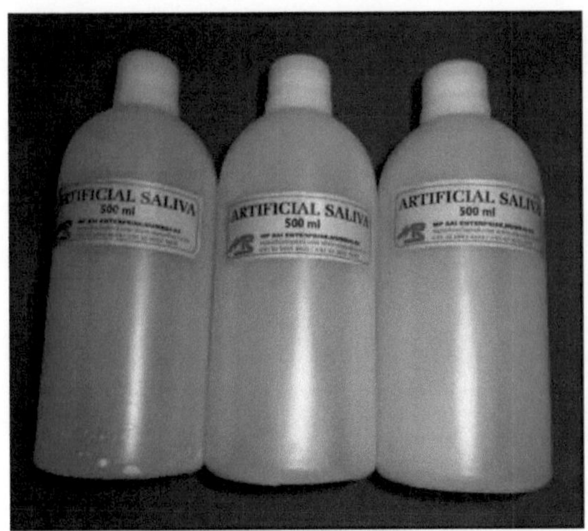

Figura: 5 Saliva artificial

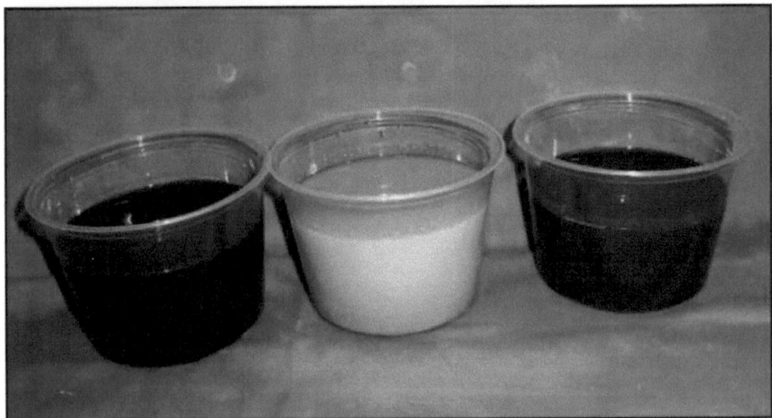

Figura: 6 Soluções de coloração preparadas para o estudo

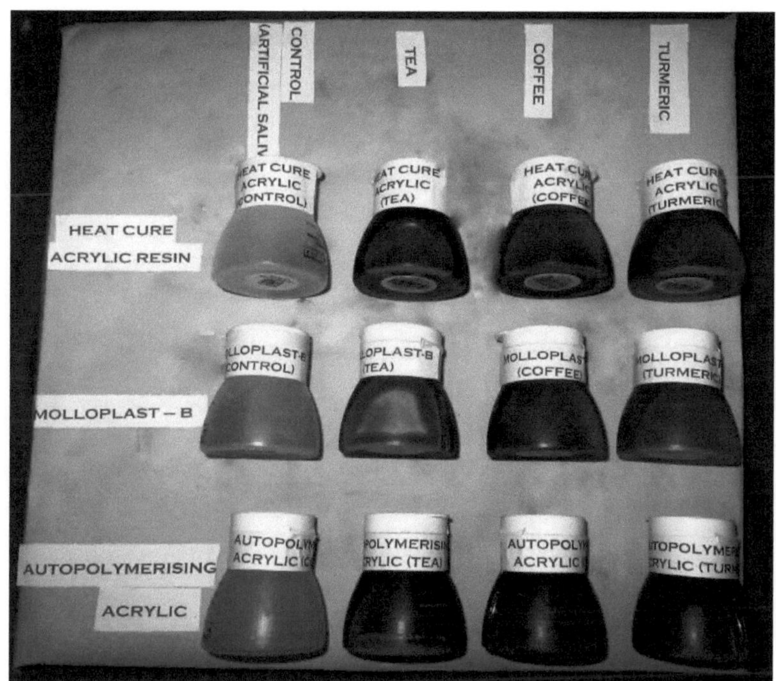

Figura: 7 Amostras imersas em diferentes soluções de coloração

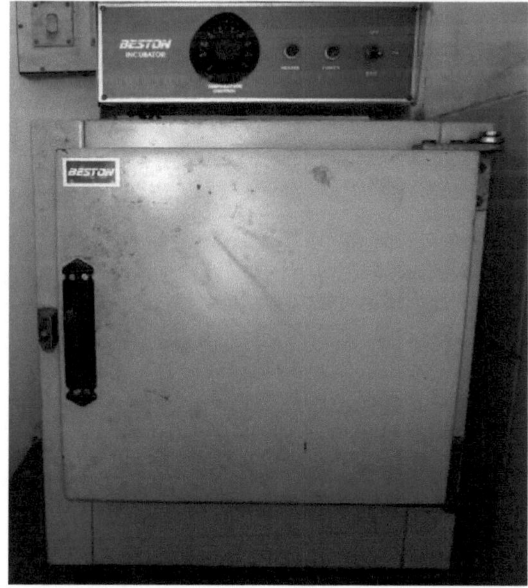

Figura: 8 Incubadora utilizada para armazenar as amostras

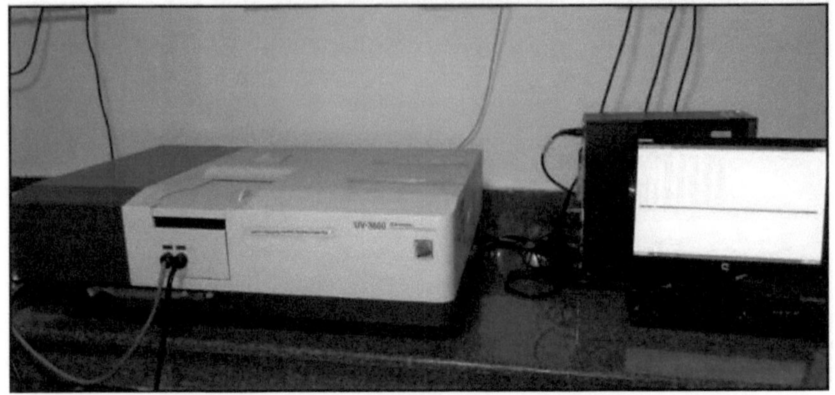

Figura: 9 Espectrofotómetro UV- VIS - NIR (Shimazdu, UV 3600)

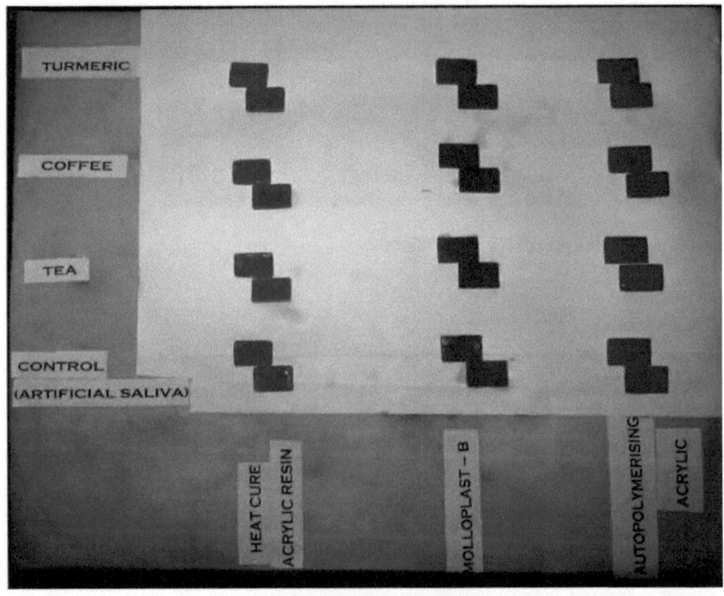

Figura:10 Alterações de cor dos espécimes corados

5. RESULTADOS

Este estudo in vitro foi efectuado para avaliar a influência das soluções de chá, café e curcuma na estabilidade da cor de resinas acrílicas para base de próteses dentárias disponíveis no mercado, curadas pelo calor e autopolimerizadas, e de um material de revestimento macio.

Tabela: 5 Comparação dos valores médios de mudança de cor de diferentes materiais na solução de chá no dia 1, dia 7 e dia 30.

Material	Dayl			Dia7			Dia 30		
	Média (SD)	F Valor	P* Valor	Média (SD)	F Valor	P * Valor	Média (SD)	F Valor	P * Valor
H	1.307 (0.62)	45.84	0.000*	1.801 (0.49)	8.455	0.003*	4.142 (1.54)	9.963	0.002*
A	2.990 (0.06)			1.763 (0.29)			1.939 (0.05)		
M	1.096 (0.17)			2.923 (0.76)			3.619 (0.13)		

(*As diferenças nas médias foram estatisticamente significativas, teste ANOVA)

Tabela: 6 Comparação da diferença na Estabilidade da Cor de diferentes materiais na Solução de Chá no Dia 1, Dia 7 e Dia 30.

	Dia 1		Dia 7		Dia 30	
	Média Diferença (Erro padrão)	P* Valor	Média Diferença (Erro padrão)	P* Valor	Média Diferença (Erro padrão)	P* Valor
Cura por calor Vs Autopolimerização	1.683 (0.22)	0.000*	0.375 (0.32)	0.992	2.203 (0.516)	0.002*
Cura por calor Vs Molloplasto B	0.211 (0.22)	0.604	1.122 (0.32)	0.008*	0.522 (0.516)	0.581
Autopolimerização	1.894	0.000*	1.159	0.007*	1.680	0.014*

Vs Molloplasto B	(0.22)		(0.32)		(0.516)	

(*As diferenças nas médias foram estatisticamente significativas, Post hoc ANOVA (teste Tukey HSD)

Gráfico :1 Comparação dos valores médios de mudança de cor de diferentes materiais na solução de chá no Dia 1, Dia 7 e Dia 30.

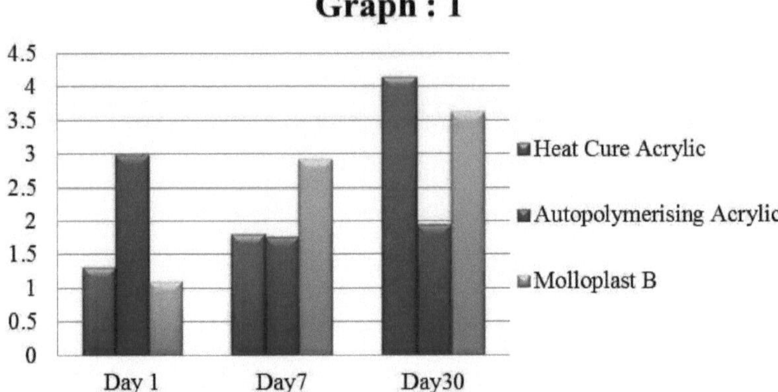

Para o grupo Tea,

- Após o dia 1, o acrílico de autopolimerização ficou mais corado do que o acrílico de cura pelo calor, que ficou mais corado do que o Molloplast-B (A>H>M) (P<0,001*)
- Após o 7º dia, o Molloplast - B ficou mais corado do que o acrílico de cura pelo calor seguido do acrílico de autopolimerização (M>H>A) (P=0,002*)
- Após o 30º dia, o acrílico de cura pelo calor ficou mais corado do que o Molloplast - B, que ficou mais corado do que o acrílico de autopolimerização. (H>M>A) (P=0,003*)
- A diferença de cor entre o acrílico autopolimerizável e os outros 2 materiais foi estatisticamente significativa (P < 0,001*), mas a diferença de cor entre o acrílico termopolimerizável e o Molloplast - B não foi estatisticamente significativa após o Dia 1 e o Dia 30.
- Após o 7º dia, a diferença de cor entre o Molloplast-B e os outros 2 materiais foi estatisticamente significativa (P < 0,001*), mas a alteração de cor entre o acrílico de cura pelo calor e o acrílico de autopolimerização não foi estatisticamente significativa.

Quadro: 7 Comparação dos valores médios de mudança de cor de diferentes materiais na solução de café no dia 1, no dia 7 e no dia 30.

Material	**Dayl**	**Dia7**	**Dia 30**

	Média (SD)	F Valor	P * Valor	Média (SD)	F Valor	P * Valor	Média (SD)	F Valor	P * Valor
H	3.490 (0.13)	147.92	0.000*	3.212 (0.42)	45.13	0.000*	1.876 (0.95)	8.54	0.003*
A	2.468 (0.16)			1.601 (0.18)			2.276 (0.05)		
M	2.379 (0.04)			1.761 (0.31)			3.169 (0.12)		

(*As diferenças nas médias foram estatisticamente significativas, teste ANOVA)

Quadro: 8 Comparação da diferença na Estabilidade da Cor de diferentes materiais na Solução de Café no Dia 1, Dia 7 e Dia 30.

	Dia 1		**Dia 7**		**Dia 30**	
	Média Diferença (Erro padrão)	P* Valor	Média Diferença (Erro padrão)	P* Valor	Média Diferença (Erro padrão)	P* Valor
Cura por calor Vs Autopolimerização	1.022 (0.718)	0.000*	1.610 (0.187)	0.000*	0.400 (0.320)	0.444
Cura por calor Vs Molloplasto B	1.111 (0.718)	0.000*	1.451 (0.187)	0.000*	1.294 (0.320)	0.003*
Autopolimerização Vs Molloplasto B	0.896 (0.718)	0.444	0.159 (0.187)	0.676	0.894 (0.320)	0.035*

(*As diferenças nas médias foram estatisticamente significativas, Post hoc ANOVA (teste Tukey HSD)

Gráfico: 2 Comparação dos valores médios de alteração da cor de diferentes materiais na solução de café no dia 1, no dia 7 e no dia 30.

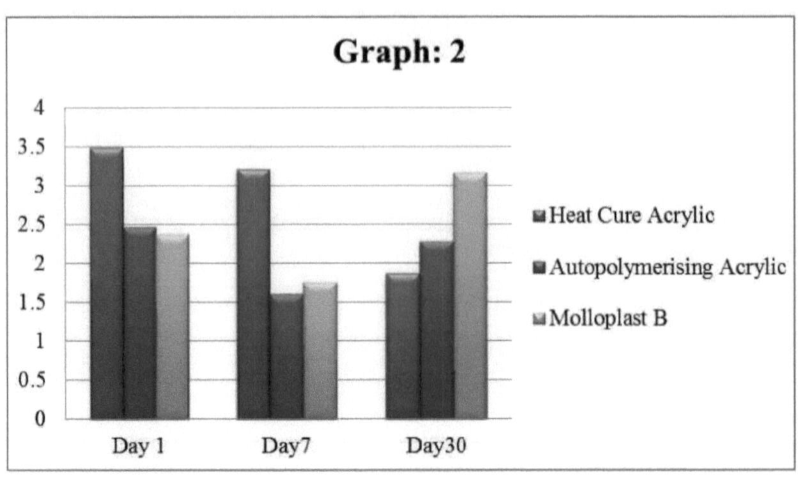

Para o grupo Café,

- Após o Dia 1, o acrílico de cura pelo calor ficou mais corado do que o acrílico de autopolimerização, que ficou mais corado do que o Molloplast-B (H>A>M). Todas estas diferenças de cor foram estatisticamente significativas (P <0 ,001*), exceto entre

Acrílico autopolimerizável e Molloplast-B.

- Após o 7º dia, o acrílico termopolimerizável ficou mais corado do que o Molloplast - B, que ficou mais corado do que o acrílico autopolimerizável (H>M>A). Todas estas diferenças de cor foram estatisticamente significativas (P <0 ,001*), exceto entre

Acrílico autopolimerizável e Molloplast-B.

- Após o 30º dia, a coloração do Molloplast - B foi superior à do acrílico de autopolimerização, que foi superior à do acrílico de cura pelo calor (M>A>H). Todas estas diferenças de cor foram estatisticamente significativas (P=0,003*), exceto entre o acrílico de autopolimerização e o acrílico de cura pelo calor.

Tabela: 9 Comparação dos valores médios de mudança de cor de diferentes materiais na solução de cúrcuma no Dia 1, Dia 7 e Dia 30.

Material	Dayl			Dia7			Dia 30		
	Média (SD)	F Valor	P * Valor	Média (SD)	F Valor	P* Valor	Média (SD)	F Valor	P * Valor
H	0.927 (0.36)	89.36	0.000*	2.467 (0.75)	13.06	0.001*	4.191 (1.12)	3.79	0.046*
A	1.817			3.954			3.195		

	(0.03)		(0.76)		(0.51)	
M	2.552 (0.02)		2.231 (0.21)		3.216 (0.06)	

(*As diferenças nas médias foram estatisticamente significativas, teste ANOVA)

Tabela: 10 Comparação da diferença na Estabilidade da Cor de diferentes materiais na Solução de Cúrcuma no Dia 1, Dia 7 e Dia 30.

	Dia 1		**Dia 7**		**Dia 30**	
	Média Diferença (Erro padrão)	P* Valor	Média Diferença (Erro padrão)	P* Valor	Média Diferença (Erro padrão)	P* Valor
Cura por calor Vs Autopolimerização	0.890 (1.217)	0.000*	1.487 (0.365)	0.003*	0.995 (0.413)	0.071
Cura por calor Vs Molloplasto B	1.624 (1.217)	0.000*	0.235 (0.365)	0.798	0.975 (0.413)	0.078
Autopolimerização Vs Molloplasto B	0.734 (1.217)	0.000*	1.723 (0.365)	0.001*	0.210 (0.413)	0.999

(*As diferenças nas médias foram estatisticamente significativas, Post hoc ANOVA (teste Tukey HSD)

Gráfico: 3 Comparação dos valores médios de mudança de cor de diferentes materiais na solução de cúrcuma no Dia 1, Dia 7 e Dia 30.

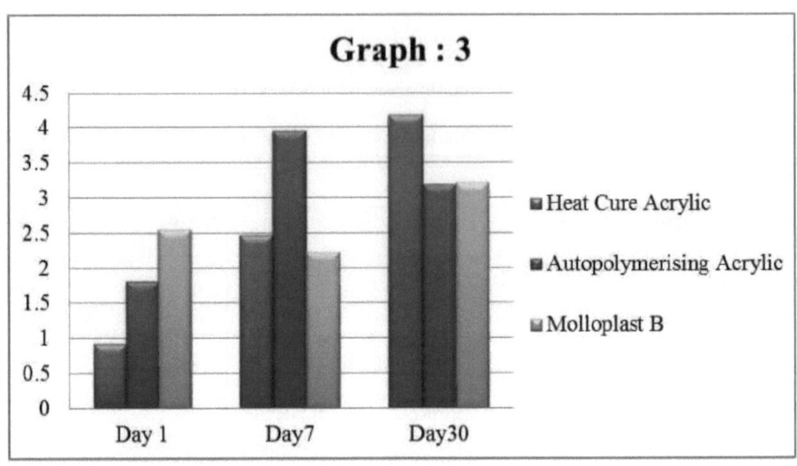

Para o grupo da curcuma,

- Após 1 dia, o Molloplast - B ficou mais corado do que o acrílico de autopolimerização, que ficou mais corado do que o acrílico de cura pelo calor (M>A>H). Todas estas diferenças foram estatisticamente significativas (P < 0,001*).

- Após o 7º dia, o acrílico autopolimerizável corou mais do que o acrílico termopolimerizável, que foi mais do que o Molloplast - B. (A>H>M). Todas estas diferenças de cor foram estatisticamente significativas (P=0,003*, 0,001*), exceto entre o acrílico termopolimerizável e o Molloplast-B.

- Após o 30º dia, a coloração do acrílico termopolimerizável foi superior à do Molloplast - B, que foi superior à do acrílico autopolimerizável (H>M>A), mas nenhuma das diferenças foi estatisticamente significativa.

Tabela: 11 Comparação da diferença na estabilidade da cor dos espécimes do grupo de teste em soluções de coloração em diferentes intervalos de tempo.

Material	Mancha	Dayl e Day7			Dia7e Dia 30			Dia 1 e dia 30		
		Média (SD)	Valor T	Valor P *	Média (DP)	Valor T	Valor P *	Média (DP)	Valor T	Valor P *
H	T	0.494 (0.66)	1.82	0.12	2.341 (1.99)	2.87	0.035*	2.835 (1.82)	3.80	0.013*
	Co	0.278	1.57	0.17	1.336	5.51	0.003*	1.615	4.23	0.008*

		(0.43)			(0.59)			(0.93)		
	Tu	1.539 (0.95)	3.95	0.01*	1.724 (0.88)	4.76	0.005*	3.264 (1.26)	6.33	0.001*
A	**T**	1.223 (0.31)	9.66	0.00*	0.176 (0.26)	1.61	0.167	1.051 (0.07)	36.25	0.000*
	Co	0.867 (0.17)	12.16	0.00*	0.675 (0.16)	10.07	0.000*	0.193 (0.13)	3.51	0.017*
	Tu	2.137 (0.75)	6.93	0.001*	0.759 (1.23)	1.51	0.191	1.378 (0.54)	6.24	0.002*
M	**T**	1.827 (0.92)	4.834	0.005*	0.697 (0.88)	1.93	0.112	2.524 (0.11)	55.19	0.000*
	Co	0.618 (0.33)	4.554	0.006*	1.408 (0.43)	7.90	0.001*	0.791 (0.12)	15.50	0.000*
	Tu	0.321 (0.20)	3.853	0.012*	0.985 (0.24)	9.81	0.000*	0.664 (0.06)	24.42	0.000*

(*As diferenças nas médias foram estatisticamente significativas, teste t emparelhado)

Do Quadro: 11,

- Para o grupo Heat cure acrylic, as diferenças de cor no chá e no café foram estatisticamente significativas entre 7th e 30th dia (P=0,035; 0,003*) e 1st e 30th dia (P=0,013; 0.08*); ao passo que, quando se utilizou a curcuma, as diferenças de cor foram estatisticamente significativas entre 1st e 7th dia (P=0,011*); 7th e 30th dia (P=0,005*); 1st e 30th dia (P=0,001*), respetivamente.

- Para o grupo do acrílico autopolimerizante, a diferença de cor do chá foi estatisticamente significativa apenas entre 1st e 7th dia (P<0,001*); a diferença de cor do café foi estatisticamente significativa após 1st e 7th dia (P<0.001*); 7th e 30th dia (P<0.001*); 1st e 30th dia (P=0.017*); A diferença de cor na curcuma foi estatisticamente significativa entre 1st e 7th dia (P=0.001*) e 1st e 30th dia (P=0.002*).

- Para o Molloplasto B, a diferença de cor no chá foi estatisticamente significativa entre 1st e 7th dia (P=0,005*); 1st e 30th dia (P<0.001*); a diferença de cor do café e da curcuma foi estatisticamente significativa entre 1st e 7th dia (P=0,006; 0,012*); 7th e 30th dia (P=0,001; 0,000*) e 1st e 30th respetivamente (P<0,001*).

No presente estudo, os valores de ΔE superiores a 1 foram considerados como descoloração visível e os valores de ΔE inferiores a 3,7 foram considerados como clinicamente aceitáveis.

Tabela: 12. Número de amostras que apresentam descoloração visível em vários agentes corantes no Dia 1, no Dia 7 e no Dia 30 (N=6).

		Acrílico de cura por calor	**Acrílico de autopolimerização**	**Molloplastos B**
Dia 1	Chá	4	6	5
	Café	Todas as amostras apresentaram descoloração visível		
	Açafrão-da-terra	3	6	6
Dia 7	Chá	Todas as amostras apresentaram descoloração visível		
	Café			
	Açafrão-da-terra			
Dia 30	Chá	Todas as amostras apresentaram descoloração visível		
	Café			
	Açafrão-da-terra			

Tabela: 13 Número de amostras que apresentam Aceitabilidade Clínica em vários agentes de coloração no Dia 1, Dia 7 e Dia 30. (N = 6).

		Acrílico de cura por calor	**Acrílico para autopolimerização**	**Molloplastos B**
Dia 1	Chá	Todas as amostras eram clinicamente aceitáveis		
	Café			
	Cúrcuma			
Dia 7	Chá	6	6	5
	Café	5	6	6
	Cúrcuma	5	4	6
Dia **30**	Chá	3	6	4
	Café	Todas as amostras eram clinicamente aceitáveis		
	Cúrcuma	2	5	6

6. DISCUSSÃO

Um polímero de base de prótese ideal deve ter uma boa estética com uma superfície lisa e vítrea e deve corresponder ao aspeto natural dos tecidos moles. Para obter os melhores resultados estéticos, o material deve não só manter a cor e a translucidez durante o processamento, mas também permanecer sem manchas na utilização clínica[15] . As resinas da base da prótese devem ter uma estabilidade de cor intrínseca e resistência à coloração da superfície, de modo a obter uma melhor aceitação clínica. O sucesso final de qualquer prótese verifica-se quando se atinge a excelência estética e funcional .[1]

Embora a estabilidade da cor seja um pré-requisito crucial dos materiais dentários que determina a sua utilidade clínica, a sua alteração de cor é considerada um indicador útil do envelhecimento ou dos danos dos materiais dentários[54] . Para os utilizadores de próteses parciais e completas, os dentes e a base da prótese são esteticamente importantes. As bases das próteses permanecem em contacto com vários materiais alimentares e bebidas na cavidade oral. Assim, as manchas resultantes de vários processos, como a ingestão de alimentos coloridos, tabaco e bebidas como café, chá, etc., são uma grande preocupação estética para todos os utilizadores de próteses dentárias. O uso prolongado de dentaduras, especialmente nas condições indianas, onde os indivíduos se alimentam de géneros alimentícios que têm capacidade de coloração, leva à descoloração do material de base da dentadura. A utilização de dentes de prótese com contornos mais naturais e superfícies pontilhadas proporciona mais áreas de reentrância para a acumulação de manchas e detritos, o que leva a um aumento da coloração.

A utilização clínica de material de revestimento de próteses macio ou resiliente foi registada pela primeira vez em 1943. Desde então, a utilização de forros de prótese resilientes tornou-se cada vez mais popular para proporcionar conforto aos utilizadores de próteses. Ocorrem certas limitações clínicas com a utilização de forros macios, principalmente devido a falhas nas propriedades físicas do material. O envelhecimento ou as alterações nas propriedades físicas dos materiais de revestimento de próteses moles dependem do seu tipo ou composição. Alguns autores investigaram as alterações de cor dos revestimentos macios acompanhadas do seu envelhecimento e concluíram que uma alteração acentuada das suas propriedades, particularmente dos revestimentos acrílicos, era causada pela absorção de água ou solubilização em água destilada. Os factores que podem contribuir para a alteração da cor das tintas macias incluem[12]

- Acumulação de manchas,
- Desidratação e oxidação das ligações duplas carbono-carbono reagidas que produzem compostos de peróxidos coloridos
- Formação contínua dos produtos de degradação corados

Embora não se conheça o mecanismo exato da mudança de cor dos forros macios, a descoloração destes materiais pode dever-se a mudanças nos corantes utilizados ou a uma mudança na cor do elastómero ou a ambas.

Existem muitos tipos de materiais de revestimento de dentaduras utilizados para fins protéticos, dos quais as resinas acrílicas macias e as borrachas de silicone são frequentemente preferidas[6] . Os materiais de resina acrílica são copolímeros acrílicos aos quais podem ser adicionados plastificantes. Uma vez que absorvem água, incham e endurecem devido à lixiviação do plastificante, a sua eficácia intra-oral é de curta duração[82] . O material de borracha de silicone é composto por polímero de dimetil siloxano, que é um líquido viscoso, reticulado para proporcionar boas propriedades elásticas. Estes materiais destacam-se pela sua resiliência e pela sua resistência inicial à absorção de água .[11]

Antes de qualquer restauração ou aparelho dentário ser colocado permanentemente na boca, deve ser altamente polido. As superfícies rugosas numa restauração ou prótese são desconfortáveis, uma vez que os alimentos e outros detritos se agarram a elas. Crispin e Caputo[42] descobriram que a cor dos espécimes com superfícies rugosas mudava significativamente.

Com a presença contínua de microflora, saliva e ingestão frequente de alimentos coloridos (cromatogéneos), a estabilidade da cor de qualquer material estético pode ficar comprometida. Assim, o presente estudo foi efectuado para avaliar a influência das soluções de chá, café e curcuma na estabilidade da cor de resinas acrílicas para base de próteses dentárias disponíveis no mercado, curadas pelo calor e autopolimerizáveis, e de um material de revestimento macio.

A hipótese nula estabelecida neste estudo foi a de que não existe diferença significativa de cor entre as amostras testadas em diferentes intervalos de tempo quando são utilizados diferentes agentes corantes. Após a análise estatística das medidas colorimétricas obtidas, a hipótese nula foi rejeitada e observou-se que houve mudanças significativas de cor entre os materiais testados em diferentes intervalos de tempo com diferentes agentes corantes.

As alterações de cor dos materiais dentários podem ser avaliadas visualmente ou por métodos instrumentais. A avaliação instrumental foi considerada mais exacta na medição de ligeiras alterações de cor em superfícies planas[24] . Com base neste estudo, foi efectuada uma avaliação espectrofotométrica neste estudo para eliminar erros subjectivos de medição.

O sistema da Commission Internationale de L'Eclairage (CIE Lab) é um sistema tridimensional uniforme que determina as alterações de cor. Uma vez que as 3 dimensões da cor foram dispostas em intervalos quase iguais neste sistema, este é amplamente utilizado na determinação das diferenças cromáticas e é mais vantajoso do que o sistema de cores Munsell. Neste sistema, existem três coordenadas: L*, a*, b*. L* indica a luminosidade, que varia de 0 (preto) a 100 (branco). As quantidades a* e b* são coordenadas de cromacidade que indicam as direcções da cor: a* positivo corresponde à direção do vermelho, enquanto a* negativo indica a direção do verde; os valores positivos e negativos de b* correspondem às direcções do amarelo e do azul, respetivamente[83] . Do mesmo modo, neste estudo, as diferenças de cor foram expressas em termos das coordenadas de cor CIE Lab.

Nos espectrofotómetros, ocorrem perdas nas margens quando se mede a cor de materiais translúcidos. A quantidade de perdas nas margens é maior quando são utilizadas secções finas (menos de 1,2 mm). Assim, no presente estudo foram utilizadas amostras com 2 mm de espessura, uma vez que o acrílico para base de dentadura é um material translúcido. Lee et al[84] referiram que os valores CIE L*, a* e b* eram influenciados pelo tamanho da abertura e pela quantidade de perda de bordos; no entanto, os valores ΔE não eram influenciados por estes parâmetros. No presente estudo, foram avaliados os valores médios de ΔE para as diferenças de cor, o que também reduziu o impacto do efeito da perda de arestas nos resultados do presente estudo.

Existem provas de que o consumo de determinadas bebidas, como o chá, o café, o vinho e a coca-cola, e o tabagismo provocam manchas nos polímeros de base das próteses e nos revestimentos moles[85] . A ingestão de líquidos causa especialmente manchas na superfície, sendo o chá e o café as bebidas mais consumidas. De acordo com as estimativas do Tea Board of India, o número de chávenas consumidas diariamente por consumidor de café em toda a Índia é de 2,1 chávenas, o que está em linha com as 2 chávenas consumidas por consumidor de chá[86] . A curcuma é um ingrediente essencial da comida indiana. Por isso, neste estudo, utilizámos chá, café e curcuma como agentes corantes.

Ao considerar a descoloração causada pelo chá, neste estudo observou-se que o chá causou uma descoloração significativamente mais elevada da resina acrílica de autopolimerização após o dia 1, da Molloplast - B após 7 dias e da acrílica de cura pelo calor após 30 dias, respetivamente. As folhas de chá contêm uma quantidade considerável de flavonóides, que conferem ao chá as suas propriedades funcionais e o seu sabor, que podem ser responsáveis pelas alterações de cor[87] . Este facto está de acordo com os estudos realizados por Um e Ruyter[72] , que referiram que o chá causava mais descoloração do que o café após 48 horas de armazenamento de cinco materiais à base de resina em soluções de café e chá. Também foram realizados estudos semelhantes por Begum Türker S1, Koçak A, Esra A[88] , que concluíram que o vinho tinto e o chá provocavam as alterações de cor mais significativas e que o sumo de laranja apresentava as alterações de cor menos significativas em duas restaurações provisórias à base de acrílico e três à base de resinas compostas. Também foi referido que a descoloração no chá se deveu principalmente à adsorção superficial de corantes polares na superfície e pode ser facilmente removida.

A descoloração do café deve-se provavelmente tanto à adsorção superficial como à absorção dos corantes. Foi também referido que os corantes menos polares do café tinham penetrado mais profundamente nos materiais, uma vez que os corantes eram mais compatíveis com as matrizes poliméricas, causando um aumento da descoloração[25] . Também foi referido que as partículas finas de café se depositavam nos poços de polimetilmetacrilato formados devido à contração da polimerização da resina durante a cura, provocando um aumento da coloração. Cooley et al[89] relataram que os materiais restauradores de resina apresentavam manchas após imersão em solução de café por 7 dias. Do mesmo modo, no presente estudo, o café provocou uma alteração considerável da cor da resina acrílica termopolimerizável e autopolimerizável após 1 dia e 7 dias e da resina Molloplast - B após 30 dias. O café contém cafeína e ácido cafeico, que são responsáveis pela descoloração amarelada dos materiais poliméricos. Estudos efectuados por Serra Oguz etal[21] , concluíram que o café produziu alterações de cor mais acentuadas do que o chá para materiais de revestimento macio testados em diferentes períodos de tempo. Estudos realizados por Mutlu-Sagesen etal[61] também indicaram que a solução de café filtrado era mais cromogénica do que o chá e a cola. Scotti *et al*[64] afirmaram que a solução de saliva sintética e café produziu um maior escurecimento do que o chá e a saliva artificial aos 10 e 30 dias. Também Yannikakis[26] utilizou café e chá como agentes de coloração e verificou que o café manchava mais os materiais de restauração provisórios de resina do que o chá.

Lai et al[90] referiram que os materiais hidrofóbicos são mais susceptíveis de serem corados por soluções hidrofóbicas. Do mesmo modo, no presente estudo, o café, uma solução hidrofóbica, teve um efeito significativo na cor do Molloplast - B, que é um material hidrofóbico. Os resultados obtidos no presente estudo também corroboram esta conclusão: embora o café tenha causado uma descoloração inicial do acrílico de cura por calor e do acrílico de autopolimerização, a coloração não aumenta com o tempo. Esta constatação pode dever-se ao facto de as resinas acrílicas, sendo um material hidrofílico, não serem propensas a serem manchadas por soluções hidrofóbicas

Os principais constituintes da curcuma (Curcuma) são a curcumina, que são diarilhepnoides conjugados, responsáveis pela cor laranja e pela coloração da solução de curcuma[69] . O tamanho molecular mais pequeno da curcumina, associado às caraterísticas de absorção de água dos materiais de resina, criou um efeito de coloração mais forte, tal como referido por Ergun etal[83] . Stober T e Glide H[91] mostraram que a solução de curcuma e o vinho tinto causaram a descoloração mais grave dos materiais de restauração provisórios de resina. Foi referido que o corante da curcuma é mais polar, Um e Ruyter[72] mencionaram no seu estudo que sempre que o corante é mais polar e, por conseguinte, mais hidrofílico, mancha mais as resinas de base de dentadura, uma vez que as resinas de base de dentadura são hidrofílicas, atraindo mais corantes solúveis em água para a superfície. Do mesmo modo, no presente estudo, a curcuma mostrou uma descoloração significativamente mais elevada de todos os três materiais e a coloração aumentou com o tempo.

As resinas acrílicas apresentam a propriedade de sorção de água que está diretamente relacionada com as propriedades polares das moléculas de resina. O processo físico de difusão da água ocorre através do espaço intermolecular e da quantidade de monómero residual na massa polimerizada. As resinas acrílicas são compostas por várias cadeias interpoliméricas que têm espaços entre elas. A água absorvida entra nestes espaços e aí permanece. O tamanho e o número destas lacunas interpoliméricas determinam a quantidade de absorção de água[76] . Por conseguinte, a alteração de cor aqui observada também se deve à difusão de água nos espaços interpoliméricos, juntamente com a difusão de metabolitos secundários solúveis em água, como taninos, fenóis e saponinas presentes no extrato de chá, café e curcuma. Uma melhor polimerização da resina acrílica pode aumentar a ligação cruzada e reduzir os valores de absorção de água, o que, por sua vez, reduz a coloração.

As alterações de cor dos revestimentos macios devem-se à alteração das matrizes dos revestimentos macios, como a inibição, hidrólise e decomposição da reação de polimerização, resultando na cisão da cadeia principal e na ramificação da reticulação. Os estudos provaram que a alteração de cor dos revestimentos macios polimerizados pelo calor foi mínima e não foram observadas diferenças de cor significativas com a utilização de um produto de limpeza de próteses. Isto pode ser atribuído ao facto de os materiais polimerizados pelo calor terem uma taxa de polimerização elevada e uma maior estabilidade das propriedades físicas. Por conseguinte, as alterações de cor dos revestimentos moles, observadas no presente estudo, devem ser atribuídas à alteração das matrizes dos revestimentos moles. Canay et al[7] avaliaram as alterações de cor dos materiais de revestimento macio em soluções de corantes alimentares e referiram que os revestimentos macios para próteses dentárias à base de polimetil/etilmetacrilato produziam alterações de cor ligeiramente maiores do que os revestimentos macios à base de silicone.

A revisão da literatura mostra que o acrílico autopolimerizado é menos estável em termos de cor do que o acrílico polimerizado pelo calor. Este facto é atribuído à composição química do monómero, à alteração ou oxidação do acelerador de amina, à oxidação da estrutura da matriz polimérica e à oxidação dos grupos metacrilatos pendentes que não reagiram[76] . Também é possível que a descoloração na resina acrílica auto-polimerizada se deva à alteração da amina terciária pelos raios UV, à alteração da dimetilmetatoluidina contida como impureza na amina e à alteração do inibidor de hidroquinona[92] . Austin et al[40] explicaram que os materiais de base de dentadura processados por um método de polimerização a frio demonstraram até sete vezes o nível de monómero residual encontrado em materiais convencionais polimerizados a quente, que é responsável pelas alterações de cor. Purnaveja et al[41] também demonstraram que as resinas auto-polimerizadas têm uma estabilidade de cor inferior à dos materiais polimerizados pelo calor. As resinas autopolimerizáveis foram fabricadas com um mínimo de agitação da mistura e da mesma forma que os outros polímeros e monómeros de polimetacrilato de metilo, mas demonstraram inclusões de ar que eram evidentes após o polimento. As inclusões podem constituir reservatórios para a humidade e o corante se depositarem e podem contribuir para as alterações de cor observadas neste estudo.[1] Surpreendentemente, no presente estudo, embora o acrílico autopolimerizável tenha apresentado alterações de cor significativas no chá após o dia 1 (P=0,000*) e o dia 30 (P=0.002*); no café após o dia 1 (P=0,000*), dia 7 (P=0,000*) e dia 30 (P=0,035*); na curcuma após o dia 1 (P=0,000*) e dia 7 (P=0,003*), as alterações de cor foram consistentes à medida que o tempo aumentava e as alterações de cor eram clinicamente aceitáveis em comparação com as resinas curadas pelo calor, que apresentaram resultados clinicamente inaceitáveis. Este facto necessita de mais investigação.

A sensibilidade do olho humano na observação das diferenças de cor é limitada. O valor de ΔE^* representa as alterações de cor relativas que um observador pode registar para os materiais após o tratamento ou entre períodos de tempo. Kuehni e Marcus[93] e Seghi et al.[94] referiram que um valor de ΔE^* igual a 1 é considerado visualmente detetável em 50% do tempo, enquanto um valor de ΔE^* superior a 2 é detetável em 100% do tempo. Um e Ruyter[19] também sugeriram que o valor ΔE de 1 é "visualmente percetível". Rubino et al.[26] encontraram uma diferença de cor de 1,85 unidades entre duas amostras de aspeto semelhante mas diferentes de um guia de cores de porcelana. Liberman et al.[95] concluíram que um valor de $\Delta E^*=1$ deve ser suficiente para distinguir entre estabilidade da cor e alteração percetível da cor.

A literatura também indica outro valor limite relativamente à estabilidade de cor dos materiais. Considera-se que este limiar se situa em níveis mais elevados de ΔE^* e justifica a aceitabilidade clínica dos materiais corados. Johnston e Kao[20] avaliaram a correspondência de aparência por observação visual e colorimetria clínica e afirmaram que a diferença média de cor entre dentes comparados classificados como "compatíveis" no ambiente oral era de 3,7 (ΔE^*). Seghi et al[94] também presumiram que uma diferença de cor aceitável pode muitas vezes ser 2 ou 3 vezes maior do que os limites detectáveis. Ruyter et al. e Um e Ruyter,[94] que sugeriram que uma descoloração percetível deve ser referida como aceitável até ao valor ΔE*=3,3

No presente estudo, os valores de ΔE superiores a 1 foram considerados como "descoloração visível" e os valores de ΔE inferiores a 3,7 foram considerados como "clinicamente aceitáveis". Quando a diferença média de cor dos diferentes materiais foi avaliada, verificou-se que todas as alterações de cor eram perceptíveis ao olho humano, exceto as alterações de cor das amostras acrílicas de cura pelo calor em cúrcuma. As alterações de cor médias de todos os materiais testados eram clinicamente aceitáveis, exceto a cura pelo calor no chá (ΔE=4,142) e na curcuma (ΔE=4,191) após 30 dias. Num cenário clínico, uma vez que a cor de toda a base da prótese muda, é difícil detetar uma alteração na cor. Por conseguinte, um nível de alteração de cor clinicamente inaceitável seria provavelmente superior ao correspondente a ΔE=3,7. De facto, a maioria dos doentes provavelmente não detectaria alterações de cor se estas ocorressem durante um longo período de tempo, a menos que as alterações de cor fossem acompanhadas por outros tipos de degradação.

Keskin[87] investigou a estabilidade da cor dos polímeros PMMA para base de prótese dentária após imersão em soluções de café e chá durante 7 dias e referiu que se verificou um aumento inicial e depois uma diminuição dos valores de descoloração dos materiais. Segundo ele, este facto deveu-se à remoção das camadas acumuladas. À medida que as camadas de chá e café nos espécimes atingem uma certa espessura, tendem a separar-se da superfície dos espécimes e a regressar à solução. As medições do presente estudo também apoiaram esta conclusão para o acrílico de autopolimerização no chá e o acrílico de cura pelo calor no café. Em ambos os casos, a descoloração diminuiu após o primeiro dia, o que pode dever-se à remoção das camadas de corantes acumuladas. Este fenómeno também se verificou quando o cacau foi utilizado como agente corante e é responsável pelo menor efeito corante do cacau .[1]

Buyukyilmaz e Ruyter[37] relataram que os valores de descoloração de sete materiais de base de dentadura estavam ao mesmo nível após 96 horas de imersão em soluções de café e chá. Pelo contrário, no presente estudo, quando as diferenças de cor dos espécimes de teste foram comparadas em cada sessão de medição, observou-se que a coloração se tornava mais intensa com o tempo, exceto no caso do acrílico autopolimerizável no chá e do acrílico termopolimerizável no café, e que a taxa de aumento não permanecia a mesma. Este facto pode provavelmente dever-se à propriedade de sorção da resina, que fica saturada de pigmentos à medida que o tempo aumenta. Este facto está de acordo com os estudos de Purnaveja et al[41] , que referem que o produto de limpeza de próteses pode causar branqueamento ou descoloração, perda de componentes solúveis ou absorção de água em materiais de resina acrílica, levando a alterações de cor mesmo durante longos períodos de imersão em água destilada.

Os resultados deste estudo revelam que a estabilidade da cor da Resina Acrílica de Cura Térmica, da Resina Autopolimerizável e do Molloplast - B foi significativamente influenciada pelo tipo de material, períodos de imersão e agentes de coloração utilizados.

Limitações do estudo

1. Apenas três agentes de coloração foram utilizados neste estudo, enquanto que numa situação clínica, existe uma influência multifatorial na coloração das dentaduras.

2. As micro porosidades presentes nas amostras de próteses podem ter um efeito na absorção dos corantes, embora todas as amostras tenham sido finamente polidas e visualmente verificadas quanto à porosidade antes do teste.

Âmbito de aplicação do estudo

É necessário efetuar mais estudos em condições in vivo para investigar o desempenho da estabilidade da cor das resinas de base de prótese e dos revestimentos macios

7. CONCLUSÃO

Dentro das limitações deste estudo, são tiradas as seguintes conclusões após a avaliação comparativa da influência das soluções de chá, café e curcuma na estabilidade da cor do acrílico termopolimerizável, do acrílico autopolimerizável e do Molloplast-B.

1. Todos os materiais testados apresentaram alterações de cor estatisticamente significativas nas três soluções de coloração.

2. Entre os materiais testados, a resina acrílica de cura pelo calor foi a mais propensa a alterações de cor.

3. Entre os agentes de coloração testados, a curcuma foi o que mais afectou os materiais de estudo.

4. As alterações de cor de todos os materiais testados foram visualmente perceptíveis, exceto o Molloplast-B na curcuma.

5. As alterações de cor de todos os materiais testados foram clinicamente aceitáveis, exceto o acrílico de cura pelo calor em chá e curcuma após 30 dias.

6. A coloração torna-se mais intensa com o tempo em todas as amostras, exceto no acrílico de autopolimerização do chá e no acrílico de cura pelo calor do café. A taxa de aumento da mancha não permanece a mesma.

A estabilidade da cor, a capacidade de manter a cor original, é apenas uma variável a considerar quando se escolhe um material de base de prótese, mas pode ser de grande importância para os doentes e clínicos quando se trabalha na área da estética. O uso prolongado de dentaduras, especialmente nas condições indianas, onde os indivíduos se alimentam diariamente de alimentos com elevada capacidade de coloração, leva à coloração do material de base da dentadura, comprometendo assim a estética dos materiais de restauração. Assim, os doentes devem estar conscientes dos seus hábitos alimentares se a sua prótese tiver de ser usada durante um longo período de tempo e, por isso, podem ser aconselhados a evitar ou minimizar o consumo destas bebidas durante o serviço das dentaduras. Os cuidados adequados pós-inserção da prótese e a manutenção em casa também são importantes para uma melhor saúde oral e uma prótese duradoura. Compreender a propriedade da estabilidade da cor e a análise comparativa de vários materiais de restauração ajudará o dentista a escolher os materiais de acordo com os hábitos alimentares dos pacientes para obter uma excelente durabilidade da prótese. Também permitirá ao médico educar e aconselhar o doente sobre os efeitos de ingredientes cromatogénicos específicos da dieta, como o chá, o café, o vinho, etc., na estabilidade da cor do material de base da prótese utilizado e motivar os doentes para uma manutenção adequada em casa. Ajuda o fabricante a utilizar uma escala que mostra a resistência às manchas dos materiais dentários, o que orienta o médico a selecionar o material adequado para os seus pacientes.

Com os recentes avanços tecnológicos na medicina dentária, é possível obter uma excelente correspondência de cores dos materiais dentários de restauração e protéticos com as estruturas orais circundantes. No entanto, o sucesso de um material dentário não se baseia apenas na correspondência exacta da cor, mas também na capacidade de manter a cor combinada durante um longo período de tempo.

8. RESUMO

Este estudo in vitro foi realizado no Departamento de Dentisteria Protética, Government Dental College, Kottayam, Kerala, Índia, para avaliar a influência das soluções de chá, café e curcuma na estabilidade da cor de resinas acrílicas de base de prótese curadas pelo calor e autopolimerizáveis disponíveis no mercado e de um material de revestimento macio.

Foram preparadas vinte e quatro amostras rectangulares de 20mm×15mm×2mm para cada tipo de material de teste. As amostras foram divididas em 4 grupos de 6 amostras cada, imersas em diferentes soluções de coloração e armazenadas numa incubadora a 37^0 c durante 30 dias. As medições colorimétricas foram efectuadas nos dias 1st, 7th e 30th utilizando o espetrofotómetro UV-VIS-NIR fornecido pelo National Institute for Interdisciplinary Science and Technology (NIIST), Trivandrum, Kerala. As diferenças de cor entre as amostras imersas em saliva artificial e as soluções de coloração foram avaliadas ao longo do tempo e registadas com base no sistema CIE Lab. Os dados foram analisados estatisticamente com ANOVA seguido do teste Tukey HSD para determinar quais os grupos que diferiam entre si. As comparações entre os intervalos de tempo foram efectuadas utilizando o teste t emparelhado.

As observações obtidas no presente estudo podem ser resumidas da seguinte forma

- Todos os materiais testados apresentaram alterações de cor estatisticamente significativas nas três soluções de coloração em diferentes intervalos de tempo.
- Entre os materiais testados, a resina acrílica de cura pelo calor foi a mais propensa a alterações de cor.
- Entre os agentes de coloração testados, a curcuma foi o que mais afectou os materiais de estudo.
- A coloração torna-se mais intensa com o tempo em todas as amostras, exceto no acrílico autopolimerizável do chá e no acrílico termopolimerizável do café.

Assim, não só é essencial que o médico escolha o material de acordo com os hábitos alimentares dos doentes, como também que os doentes sigam os cuidados de manutenção adequados em casa para que a prótese tenha um excelente desempenho.

9. REFERÊNCIAS BIBLIOGRÁFICAS

1. Prashanthi SM, Kotian R. Efeito das soluções de coloração na estabilidade da cor das resinas acrílicas de base de dentadura - uma avaliação espectrofotométrica. Res J Pharm, Biol Chem Sci. 2013;4(1):549-59.

2. Imirzalioglu P, Karacaer O, Yilmaz B, Ozmen Msc. Estabilidade da cor de resinas acrílicas de prótese e de um material de revestimento macio contra chá, café e nicotina. J Prosthodont. 2010 Feb;19(2):118-24.

3. Goiato MC, Nóbrega AS, dos Santos DM, Andreotti AM, Moreno A. Efeito de diferentes soluções na estabilidade de cor de próteses à base de resina acrílica. Braz Oral Res. 2014;28(1):1-7.

4. Singh S V, Aggarwal P. Effect of tea, coffee and turmeric solutions on the colour of denture base acrylic resin: an in vitro study. J Indian Prosthodont Soc. 2012 Sep;12(3):149-53.

5. Renu T, Saurabh G., Samarth KA. Materiais de base de prótese: Do passado para o futuro. Indian J Dent Sci. 2010;Vol.2(2):33-9.

6. Saraç D, Saraç YS, Kurt M, Yüzbaşioglu E. A eficácia dos produtos de limpeza de dentaduras em revestimentos de dentaduras moles coloridos por soluções de corantes alimentares. J Prosthodont. 2007;16(3):185-91.

7. Canay S, Hersek N, Tulunoglu I, Uzun G. Avaliação das alterações de cor e dureza de materiais de revestimento macio em soluções de corantes alimentares. J Oral Rehabil. 1999 Oct;26(10):821-9.

8. Garcia RM, Leon BT, Oliveira VB. Efeito de um limpador de prótese sobre o peso, rugosidade superficial e resistência de união à tração de dois revestimentos resilientes para prótese. J Prosthet Dent. 2003;89:489-94.

9. Craig R, Gibbons P. Properties of resilient denture liners (Propriedades de revestimentos de dentaduras resilientes). J Am Dent Assoc. 1961 Sep;63:382-90.

10. Nikawa H, Iwanaga H, Hamada T, Yuhta S. Efeitos dos produtos de limpeza de próteses nos materiais de revestimento de próteses moles diretas. J Prosthet Dent. 1994 Dec;72(6):657-62.

11. Qudah S, Harrison A. Materiais de revestimento macio em dentisteria protética: uma revisão. Int J Prosthodont. 1990;3(5):477-83.

12. Jin C, Nikawa H, Makihira S, Hamada T, Furukawa M, Murata H. Alterações na rugosidade da superfície e estabilidade da cor de materiais de revestimento de próteses moles causadas por produtos de limpeza de próteses. J Oral Rehabil. 2003 Feb;30(2):125-30.

13. Narendra P, Pragati K. Estabilidade da cor: uma propriedade física importante dos materiais de restauração estéticos. Int J Clin Dent Sci. 2010;1(1):81-4.

14. Shotwell JL, Razzoog ME, Koran A. Estabilidade da cor de revestimentos de dentaduras moles de longa duração. J Prosthet Dent. 1992 Nov;68(5):836-8.

15. Hersek N, Canay §e, Uzun G, Yildiz P. Estabilidade da cor de resinas acrílicas de base de dentadura em

três corantes alimentares. J Prosthet Dent. 1999 Abr;81(4):375-9.

16. Goiato MC, Santos DM, Batista GT, Moreno A, Andreotti AM, Bannwart LC et al. Efeito da termociclagem e desinfeção na estabilidade de cor da resina acrílica para base de prótese. Gerodontologia. 2013 Dec;30(4):276-82.

17. Okubo SR, Kanawati A, Richards MW et al. Avaliação da correspondência de cores visual e instrumental. J Prosthet Dent. 1998;80:642-8.

18. O'Brien W. Dental Materials and Their Selection (ed 3).Chicago,. Quintessence, 2002, pp 24-36, 210-224, 225-238.

19. Um CM, Ruyter IE. Coloração de materiais de revestimento à base de resina com café e chá. Quintessence Int. 1991 maio;22(5):377-86.

20. Johnston WM, Kao EC. Avaliação da correspondência de aparência por observação visual e colorimetria clínica. J Dent Res. 1989 maio;68(5):819-22.

21. Oguz S, Mutluay MM, Dogan OM, Bek B. Avaliação da alteração de cor de materiais de revestimento macio de dentaduras em café e chá. Dent Mater J. 2007 Mar;26(2):209-16.

22. Moffa EB, Giampaolo ET, Izumida FE, Pavarina AC, Machado AL, Vergani CE. Estabilidade de cor de próteses reembasadas após desinfeção química. Um ensaio clínico randomizado. J Dent. 2011 Dec;39 Suppl 3:e65-71.

23. May KB, Razzoog ME, Koran A, Robinson E. Resinas de base de dentadura: Estudo comparativo da estabilidade da cor. J Prosthet Dent. 1992 Jul;68(1):78-82.

24. Bagheri R, Burrow M. Influência das soluções de simulação de alimentos e da superfície

acabamento sobre a suscetibilidade à coloração de materiais de restauração estética. J Dent. 2005 May;33(5):389-98.

25. Khokhar ZA, Razzoog ME, Yaman P. Estabilidade da cor das resinas de restauração. Quintessence Int. 1991 Sep;22(9):733-7.

26. Yannikakis SA, Zissis AJ, Dds LP, Caroni C. Estabilidade da cor de materiais de restauração provisórios em resina. J Prosthet Dent. 1998;80:(1):533-9.

27. Haselton D, Diaz-Arnold A. Estabilidade da cor de resinas para coroas provisórias e próteses parciais fixas. J Prosthet Dent. 2005 Jan;93(1):70-5.

28. Khan Z, von Fraunhofer JA, Razavi R. As caraterísticas de coloração, resistência transversal e microdureza de um material de base de dentadura curado com luz visível. J Prosthet Dent. 1987 Mar;57(3):384-6.

29. Guler A, Yilmaz F, Kulunk T, Guler E KS. Efeitos de diferentes bebidas na capacidade de coloração de materiais de restauração provisória de resina composta. J Prosthet Dent. 2005;94:118-24.

30. Ghassan A, Al-Taie F, Abdalbasit A. Avaliação da absorção de luz visível utilizando diferentes ciclos de cura e bebidas corantes. Estudo in vitro . J Bagh Coll Dent. 2009;21(2):10-3.

31. Polyzois GL,Yannikakis SA, Zissis AJ. Alterações de cor dos materiais de base de dentadura após imersão em desinfeção e esterilização. Int J Prosthodont. 10((1)):83-90.

32. May KB, Shotwell JR, Koran A, Wang RF. Estabilidade da cor: resinas de base de dentadura processadas com o método de micro-ondas. J Prosthet Dent. 1996 Dec;76(6):581-9.

33. Ma T, Johnson GH, Gordon GE. Efeitos dos desinfectantes químicos nas caraterísticas da superfície e na cor das resinas de dentadura. J Prosthet Dent. 1997 Feb;77(2):197-204.

34. Kurtulmus H, Kumbuloglu O, Aktas R, Kurtulmus A, Boyacioglu H, Oral O, et al. Efeitos da saliva e da secreção nasal em algumas propriedades físicas de quatro materiais de resina diferentes. Med Oral Patol Oral y Cir Bucal. 2010;15(6):e969- e975.

35. Keyf F, Etikan I. Avaliação das alterações de brilho de dois materiais de resina acrílica para prótese dentária em quatro bebidas diferentes. Dent Mater. 2004 Mar;20((3):):244-51.

36. Hong G, Murata H, Li Y, Sadamori S, Hamada T. Influência dos produtos de limpeza de próteses na estabilidade da cor de três tipos de resina acrílica de base de prótese. J Prosthet Dent. O Conselho Editorial do Journal of Prosthetic Dentistry; 2009 Mar;101(3):205-13.

37. Buyukyilmaz S, Ruyter IE. Estabilidade da cor de polímeros de base de dentadura. Int J Prosthodont. 1994;7(4):372-82.

38. Yu-lin Lai, Ho-fu Lui. Estabilidade da cor in vitro, resistência às manchas e sorção de água de quatro materiais de flange gengival removível. J Prosthet Dent 2003;90293-300).

39. Wozniak WT, Muller TP, Silverman R, Moser JB. Avaliação fotográfica das alterações de cor em resinas de cura a frio e a quente. J Oral Rehabil. 1981 Jul;8(4):333- 9.

40. Austin AT, Basker RM. Níveis de monómero residual em bases de dentaduras. Os efeitos da variação de ciclos de cura curtos. Br Dent J. 1982 Dec 21;153(12):424-6.

41. Purnaveja S, Fletcher AM, Ritchie GM, Amin WM, Moradians S, Dodd AW. Estabilidade da cor de dois materiais autopolimerizáveis para bases de dentaduras. Biomaterials. 1982 Oct;3(4):249-50.

42. Crispin BJ, Caputo AA. Estabilidade de cor de materiais de restauração provisórios. J Prosthet Dent. 1979 Jul;42(1):27-33.

43. Devlin H, Kaushik P. O efeito da absorção de água nas propriedades da superfície acrílica. J Prosthodont . 2005 Dec;14(4):233-8.

44. Manabe A, Kato Y, Finger WJ, Kanehira M, Komatsu M. Descoloração de resinas de revestimento expostas a soluções de coloração in vitro. Dent Mater J. 2009 maio;28(3):338-43.

45. Hlkon N, Odont., Audun A, Harald ME. Descoloração de ferro da resina acrílica exposta a clorexidina

OU ácido tânico: um estudo de modelo,. J Prosthet Dent. 1983;49(1):126-9.

46. Koksal T, Dikbas I. Estabilidade da cor de diferentes materiais de dentes de prótese contra vários agentes de coloração. Dent Mater J. 2008 Jan;27(1):139-44.

47. Patil SS, M R D, Gujjari AK. Efeito do fumo do cigarro nos dentes de resina acrílica. J Clin Diagn Res. JCDR Research & Publications Private Limited; 2013 Set 1;7(9):2056-9.

48. Salloum AM. Efeito do hipoclorito de sódio a 5,25 % na estabilidade da cor de revestimentos macios à base de acrílico e silicone e de uma resina acrílica de base de dentadura. J Indian Prosthodont Soc. 2014 Jun;14(2):179-86.

49. Niarchou A, Ntala P, Pantopoulos A, Polyzois G, Frangou M. Efeito da limpeza por imersão na estabilidade da cor e dureza dos reembasadores de próteses moles. J Craniofac Surg. 2012 Mar;23(2):426-9.

50. Ribeiro RC, Giampaolo ET, Izumida FE, Pavarina AC, Moffa EB, Vergani CE. Estabilidade de cor da resina de reembasamento quimicamente ativada após desinfeção por micro-ondas: um ensaio clínico de 1 ano. Am J Dent. 2011 Aug;24(4):200-4.

51. Moffa EB, Giampaolo ET, Izumida FE, Pavarina AC, Machado AL, Vergani CE. Estabilidade de cor de próteses reembasadas após desinfeção química. Um ensaio clínico randomizado. J Dent. 2011 Dec;39 Suppl 3:e65-71.

52. Kostoulas I, Polyzois G, Mitsoudis A, Kavoura V, Frangou M. O efeito do envelhecimento acelerado na estabilidade da cor de revestimentos de dentaduras de cadeira curados com luz visível (VLC). Gerodontology. 2012 Jun;29(2):e239-45.

53. Pisani MX, da Silva CHL, Paranhos HFO, Souza RF, Macedo AP. Avaliação de solução limpadora experimental de Ricinus communis: efeito nas propriedades do forro de prótese mole. Gerodontologia. 2012 Jun;29(2):e179-85.

54. Anil N, Hekimoglu C, Sahin S. Estabilidade da cor de revestimentos de dentaduras moles polimerizados a quente e autopolimerizados. J Prosthet Dent 1999;81481-4. 1999 Abr;81(4):481-4.

55. Goiato MC, Zuccolotti BCR, Moreno A, dos Santos DM, Pesqueira AA, Dekon SF de C. Alteração de cor de forros de dentadura macia após armazenamento em café e coca-cola. Gerodontologia. 2011 Jun;28(2):140-5.

56. Goiato MC, Santos DM dos, Haddad MF, Pesqueira AA. Efeito do envelhecimento acelerado sobre a microdureza e estabilidade de cor de resinas flexíveis para próteses dentárias. Braz Oral Res. 24(1):114-9.

57. Leite VMF, Pisani MX, Paranhos HFO, Souza RF, Silva-Lovato CH. Efeito do envelhecimento e imersão em diferentes bebidas nas propriedades de materiais de revestimento de próteses. J Appl Oral Sci. 2010;18(4):372-8.

58. Makila E, Honka O. Estudo clínico de um material de revestimento macio de silicone curado pelo calor. J Oral Rehabil. 1979 Abr;6(2):199-204.

59. Imai Y, Tamaki Y. Medição da adsorção de proteínas salivares em materiais de revestimento de próteses moles. J Prosthet Dent. 1999 Sep;82(3):348-51.

60. Ergun G, Nagas IC. Estabilidade da cor de revestimentos de silicone ou acrílico para dentaduras: uma investigação in vitro. Eur J Dent. 2007 Jul;1(3):144-51.

61. Mutlu-Sagesen L, Ergün G, Ozkan Y, Bek B. Estabilidade da cor de diferentes materiais de dentes de dentadura: um estudo in vitro. J Oral Sci. 2001 Sep;43(3):193-205.

62. Haselton DR, Diaz-Arnold AM, Dawson D V. Estabilidade da cor de resinas para coroas provisórias e próteses parciais fixas. J Prosthet Dent. 2005 Jan;93(1):70-5.

63. Sham ASK, Chu FCS, Chai J, Chow TW. Estabilidade da cor de materiais protéticos provisórios. J Prosthet Dent. 2004 maio;91(5):447-52.

64. Scotti R, Mascellani S, Forniti F. A estabilidade de cor in vitro de resinas acrílicas para restaurações provisórias. Int J Prosthodont. 1997;10(2):164-9.

65. Assunçao WG, Barao VAR, Pita MS, Goiato MC. Efeito dos métodos de polimerização e da ciclagem térmica na estabilidade de cor de dentes de prótese de resina acrílica. J Prosthet Dent. O Conselho Editorial do Journal of Prosthetic Dentistry; 2009 Dec;102(6):385-92.

66. Ma T, Johnson G, Gordon G. Effects of chemical disinfectants on the surface characteristics and color of denture resins. J Prosthet Dent. 1997;77(February):197-204.

67. Ayaz EA, Altintas SH, Turgut S. Effects of cigarette smoke and denture cleaners on the surface roughness and color stability of different denture. J Prosthet Dent. Conselho Editorial do Journal of Prosthetic Dentistry; agosto de 2014;112(2):241-8.

68. Jalali H, Dorriz H, Hoseinkhezri F, Emadian Razavi SF. Estabilidade de cor in vitro de materiais de restauração provisórios. Indian J Dent Res. 2012;23(3):388-92.

69. Gupta G, Gupta T. Avaliação do efeito de várias bebidas e materiais alimentares na estabilidade da cor de materiais provisórios - Um estudo in vitro. J Conserv Dent. 2011 Jul;14(3):287-92.

70. Subramanya J, Muttagi S. Alteração in vitro da cor de três resinas de revestimento dentário em extractos de chá, café e tamarindo. J Dent (Teerão). 2011;8(3):138-45.

71. Koumjian J, Firtell D, Nimmo A. Estabilidade da cor de materiais provisórios in vivo. J Prosthet Dent. 1991;(6):740-2.

72. Um CM, Ruyter IE. Coloração de materiais de revestimento à base de resina com café e chá. Quintessence Int. 1991 maio;22(5):377-86.

73. Balderamos LP, O'Keefe KL, Powers JM. Precisão da cor de cimentos de resina e pastas de prova. Int J Prosthodont. 1997;10(2):111-5.

74. Ren Y-F, Feng L, Serban D, Malmstrom HS. Efeitos dos corantes de bebidas comuns na estabilidade da

cor das resinas compostas dentárias: a utilidade de um modelo de desafio de coloração de termociclagem in vitro. J Dent. Elsevier Ltd; 2012 Jul;40 Suppl 1:e48-56.

75. Guler AU, Yilmaz F, Kulunk T, Guler E, Kurt S. Efeitos de diferentes bebidas na coloração de materiais de restauração provisórios de resina composta. J Prosthet Dent. 2005 Aug;94(2):118-24.

76. Topcu FT, Sahinkesen G, Yamanel K, Erdemir U, Oktay EA, Ersahan S. Influência de diferentes bebidas na estabilidade da cor de compósitos de resina dentária. Eur J Dent. 2009 Jan;3(1):50-6.

77. Chan KC, Fuller JL, Hormati AA. A capacidade dos alimentos para manchar duas resinas compostas. J Prosthet Dent. 1980 May;43(5):542-5.

78. Awliya WY, Al-Alwani DJ, Gashmer ES, Al-Mandil HB. O efeito dos tipos de café comummente utilizados na microdureza da superfície e na estabilidade da cor das restaurações de compósito à base de resina. Saudi Dent J. Elsevier; 2010 Oct 1;14(4):177-81.

79. Yazici AR, Celik C, Dayangaç B, Ozgünaltay G. O efeito das unidades de cura e das soluções de coloração na estabilidade da cor dos compósitos de resina. Oper Dent. 2007;32(6):616-22.

80. Omata Y, Uno S, Nakaoki Y, Tanaka T, Sano H, Yoshida S, et al. Coloração de compósitos híbridos com café, chá oolong ou vinho tinto. Dent Mater J. 2006 Mar;25(1):125-31.

81. Lee Y-K, Powers JM. Efeito combinado de substâncias corantes na descoloração de materiais de restauração dentária estéticos de Classe V. J Mater Sci Mater Med. 2007 Jan;18(1):165-70.

82. Hayakawa I, Kawae M, Tsuji Y, Masuhara E. Revestimento de prótese macia de copolímero de fluoroetileno e sua avaliação clínica. J Prosthet Dent. 1984 Mar;51(3):310-3.

83. Ergün G, Mutlu-Sagesen L, Ozkan Y, Demirel E. Estabilidade de cor in vitro de materiais de restauração provisória de coroas e pontes. Dent Mater J. 2005 Sep;24(3):342-50.

84. Lee Y-K, Lim B-S, Kim C-W. Influência do tamanho da abertura de iluminação e visualização na cor dos compósitos de resina dentária. Dent Mater. 2004 Feb;20(2):116- 23.

85. Leite VMF, Pisani MX, Paranhos HFO, Souza RF, Silva-lovato CH. Efeito do envelhecimento e da imersão em diferentes bebidas nas propriedades de materiais de revestimento de próteses. 2010;18(4):372-8.

86. Varun TC, Kerutagi MG, Kunnal LB, Basavaraja H, Ashalatha K V, Dodamani MT. Padrão de consumo de café e chá em Karnataka. Karnataka J Agric Sci,. 2009;22(4):824-7.

87. Keskin S. O tratamento de materiais dentários protéticos com hipoclorito. Dissertação de mestrado, 2002 Middle East Tech Univ Ankara, Turquia.

88. Begüm Türker S, Koçak A, Esra A. Efeito de cinco soluções de coloração na estabilidade da cor de duas restaurações provisórias à base de acrílico e três à base de resinas compostas. Eur J Prosthodont Restor Dent. 2006 Mar;14(1):2-6.

89. Cooley RL, Barkmeier WW, Matis BA, Siok JF. Coloração de materiais de restauração de resina

posterior. Quintessence Int. 1987 Dec;18(12):823-7.

90. Lai Y, Lui H, Lee S. Estabilidade da cor in vitro, resistência às manchas e sorção de água de quatro materiais de flanges gengivais removíveis. J Prosthet Dent. 2003 Sep;90(3):293-300.

91. Stober T, Gilde H, Lenz P. Estabilidade da cor de materiais de resina composta altamente preenchidos para revestimentos. Dent Mater. 2001 Jan;17(1):87-94.

92. Fusayama T, Hirano T, Kono A. Teste de descoloração de obturações de resina acrílica por um corante orgânico. J Prosthet Dent. 1971 maio;25(5): 532-9.

93. Kuehni R, Marcus R. Uma experiência de escalonamento visual de pequenas diferenças de cor. Color Res Appl 1979;483-91.

94. Seghi RR, Hewlett ER, Kim J. Avaliações colorimétricas visuais e instrumentais de pequenas diferenças de cor em porcelana dentária translúcida. J Dent Res. 1989 Dec;68(12):1760-4.

95. Liberman R, Combe EC, Piddock V, Watts DC. Alterações de cor em dentes de acrílico - comparação de um método objetivo e subjetivo. J Oral Rehabil. 1996 Jul;23(7):464-9.

10. ANEXOS

ANEXO : 1 Carta magna

N.º de Sl.	Material	Mancha	D1	D7	D30
1	1	1			
2	1	1			
3	1	1			
4	1	1			
5	1	1			
6	1	1			
7	1	2	0.291	1.009	6.46
8	1	2	0.945	2.401	2.369
9	1	2	1.207	2.061	3.793
10	1	2	1.716	2.121	3.23
11	1	2	1.961	1.623	5.533
12	1	2	1.72	1.59	3.465
13	1	3	3.492	3.97	3.569
14	1	3	3.55	2.69	1.285
15	1	3	3.298	3.07	1.614
16	1	3	3.387	3.08	1.255
17	1	3	3.663	3.33	2.41
18	1	3	3.55	3.13	1.12
19	1	4	0.436	3.86	5.851
20	1	4	0.692	1.86	2.756
21	1	4	0.702	1.91	4.304
22	1	4	1.32	2.04	5.05
23	1	4	1.197	2.65	3.463
24	1	4	1.215	2.48	3.719
25	2	1			
26	2	1			
27	2	1			
28	2	1			
29	2	1			
30	2	1			
31	2	2	2.93	2.22	2.015
32	2	2	2.99	1.49	1.92
33	2	2	2.99	1.89	1.898
34	2	2	2.98	1.85	1.91

35	2	2	2.94	1.42	1.898
36	2	2	3.11	1.71	1.994
37	2	3	2.21	1.413	2.261
38	2	3	2.65	1.501	2.337
39	2	3	2.44	1.596	2.21
40	2	3	2.45	1.824	2.291
41	2	3	2.41	1.453	2.215
42	2	3	2.65	1.82	2.34
43	2	4	1.81	3.498	3.746
44	2	4	1.84	5.478	2.475
45	2	4	1.85	3.987	2.616
46	2	4	1.813	3.649	3.421
47	2	4	1.84	3.499	3.426
48	2	4	1.75	3.614	3.484
49	3	1			
50	3	1			
51	3	1			
52	3	1			
53	3	1			
54	3	1			
55	3	2	0.78	4.095	3.502
56	3	2	1.264	1.789	3.823
57	3	2	1.08	2.614	3.58
58	3	2	1.12	2.856	3.636
59	3	2	1.26	2.824	3.713
60	3	2	1.07	3.358	3.465
61	3	3	2.34	2.11	3.098
62	3	3	2.38	1.167	3.417
63	3	3	2.45	1.744	3.129
64	3	3	2.34	1.875	3.082
65	3	3	2.35	1.861	3.109
66	3	3	2.412	1.807	3.182
67	3	4	2.52	2.307	3.176
68	3	4	2.53	1.839	3.212
69	3	4	2.58	2.243	3.264
70	3	4	2.56	2.304	3.263
71	3	4	2.55	2.212	3.273
72	3	4	2.57	2.482	3.106

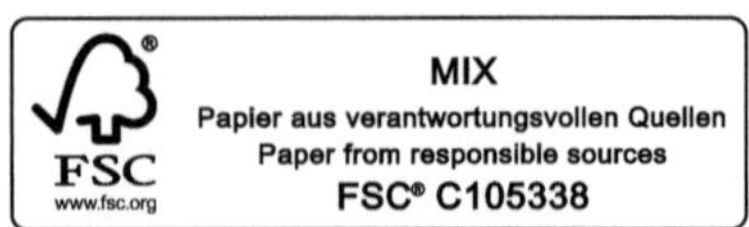

Printed by Books on Demand GmbH, Norderstedt / Germany